现代麻醉技术与

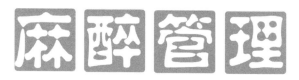

主编 吴 滨 孙玉明 张智华 王安刚

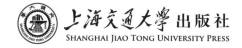

上海交通大学出版社
SHANGHAI JIAO TONG UNIVERSITY PRESS

内容提要

本书首先介绍了麻醉方法、麻醉相关监测技术；然后阐述了神经外科、心脏外科、胸外科等各科室常见疾病手术患者的麻醉。本书秉承理论和实践相结合的原则，突出各种麻醉技术的实施要点，麻醉方法具体可行，可作为麻醉医师科学、规范、合理进行麻醉的参考用书。

图书在版编目（CIP）数据

现代麻醉技术与麻醉管理／吴滨等主编. --上海 ：
上海交通大学出版社，2023.10
ISBN 978-7-313-27818-0

Ⅰ．①现… Ⅱ．①吴… Ⅲ．①麻醉学 Ⅳ．①R614

中国版本图书馆CIP数据核字（2022）第204187号

现代麻醉技术与麻醉管理
XIANDAI MAZUI JISHU YU MAZUI GUANLI

主　　编：吴　滨　孙玉明　张智华　王安刚
出版发行：上海交通大学出版社
邮政编码：200030
印　　制：广东虎彩云印刷有限公司
开　　本：710mm×1000mm　1/16
字　　数：220千字
版　　次：2023年10月第1版
书　　号：ISBN 978-7-313-27818-0
定　　价：158.00元

地　　址：上海市番禺路951号
电　　话：021-64071208

经　　销：全国新华书店
印　　张：12.5
插　　页：2
印　　次：2023年10月第1次印刷

编委会

◎ **主 编**

吴 滨　孙玉明　张智华

王安刚

◎ **副主编**

韩逢吉　毛松松　陈解元

魏利娜

◎ **编 委**（按姓氏笔画排序）

王 波（山东省栖霞市人民医院）

王 前（山东省招远市中医医院）

王安刚（山东省寿光市中医医院）

毛松松（广东省人民医院）

闫 磊（山东省莘县张鲁回族镇卫生院）

孙玉明（武警山东省总队医院）

吴 滨（山东省聊城市人民医院）

张智华（山东省青岛市城阳区人民医院）

陈解元（广东省人民医院 ）

韩逢吉（山东省济南市莱芜人民医院）

魏利娜（河北省眼科医院）

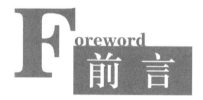

前言

    随着外科手术的发展,麻醉已远远超出了单纯解决手术止痛的目的,工作范围也不再局限于手术室,麻醉和麻醉学的概念有了更广的含义。它不仅包括麻醉镇痛,而且涉及麻醉前后的准备与治疗,监测手术麻醉时重要脏器生理功能的变化,以及调控和维持机体内环境的稳态,可以维护患者生理功能,为手术提供良好的条件,为患者安全度过手术提供保障。此外,麻醉还承担危重患者复苏急救、呼吸疗法、休克救治、疼痛治疗等。如何进一步提高医疗质量、确保麻醉安全,最大限度地减少麻醉对手术患者的伤害,杜绝医疗事故和麻醉意外的发生,是每个麻醉医师都应该思考和解决的问题。因此,麻醉科医师必须不断学习新知识、掌握新技术,才能满足临床需要,跟上临床麻醉学发展的步伐,为患者恢复健康提供可靠的保障。为此,我们组织相关专家编写了《现代麻醉技术与麻醉管理》一书。

    本书分为6章。首先介绍了麻醉方法、麻醉相关监测技术;然后阐述了神经外科、心脏外科、胸外科等各科室常见疾病手术患者的麻醉。本书在编写时重视麻醉医师素质、涵养和医疗水平的提高,特别注重对理论基础的阐述和对临床实践的指导,既可作为麻醉医师必须遵守的业务规范和行为准则,也可作为卫生行政部门进行质量评估、技术指导、行政监督的依据。本书条理清晰,秉承理论和实践相结合的原则,突出各种麻醉技术的实施要点,麻醉方法具体可行,集科学性、先进性和可操作性于一体,可作为麻醉医师科学、规范、合理进行麻醉的参考用书。

我们秉承着精益求精的作风,尽可能地为读者呈现麻醉领域知识更新的精华。但由于麻醉学相关知识更新迅速,加之编者日常工作繁重、编写时间紧张、编写经验有限,在编写过程中难免存在局限性,故书中出现的各种疏漏甚或谬误之处,恳请广大读者见谅,并望批评指正。

《现代麻醉技术与麻醉管理》编委会

2022 年 9 月

Contents 目 录

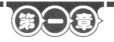

麻醉方法

第一节 全身麻醉

一、吸入性全麻

吸入麻醉是指挥发性麻醉药或麻醉气体经呼吸系统吸收入血,抑制中枢神经系统而产生的全身麻醉的方法。在麻醉史上吸入麻醉是应用最早的麻醉方法,而在今天吸入麻醉已经发展成为实施全身麻醉的主要方法。吸入麻醉药在体内代谢、分解少,大部分以原形从肺排出体外,因此吸入麻醉具有较高的可控性、安全性及有效性。

(一)吸入全麻方法

吸入麻醉按重复吸入程度及 CO_2 吸收装置的有无分为开放、半开放、半紧闭、紧闭法 4 种。

1.开放法

开放法是用带边槽的金属网面罩,覆以 4～8 层纱布,直接将挥发性麻醉药(如乙醚)滴在纱布上。或者用金属口钩挂于患者口唇内侧,将 O_2 和吸入麻醉药的混合气体直接吹入口腔、咽部或气管内。这种方法所用的设备简单,操作简便,但不易有效控制麻醉药量及麻醉深度,且造成环境污染,目前已很少应用。

2.半开放法

半开放法装置的特点:不用吸入活瓣,无 CO_2 吸收装置,输出麻醉药与氧的混合气体,进入储气囊和螺纹管供患者吸入。呼出气大部分通过"逸气活瓣"排至外界大气,仅很小部分呼气被再吸入。这种装置称"不用 CO_2 吸收的半紧闭法",又称"半开放法"。

3.半紧闭法

半紧闭法指呼出气体的一部分排入大气中,另一部分通过 CO_2 吸收装置吸收 CO_2 后,再重新流入到吸入气流中。由于环路中安装 CO_2 吸收装置, CO_2 潴留的可能性比半开放式更小。这是目前最常用的麻醉方法之一,使用的环路为循环式呼吸环路。

4.紧闭法

紧闭法指呼出的麻醉气体被患者再吸收而反复利用, CO_2 经吸收装置全部被吸收, O_2 流量<1 L/min(仅略大于或等于患者麻醉期间的代谢需要),此法的优点是吸入气体温度及湿度接近体内,不使气道黏膜干燥;因麻醉药重复吸入、耗量很少,且不污染室内空气;还便于施行辅助或控制呼吸。

(二)吸入麻醉药的吸收、分布与清除

吸入麻醉药在肺泡被吸收后由血液循环带入中枢神经系统,作用于一些关键部位而产生全身麻醉作用。因此,吸入麻醉药在脑中的分压是决定其麻醉深度的主要因素。脑组织内麻醉药的分压又决定于麻醉药在肺泡气中的浓度。肺泡气吸入麻醉药浓度的高低是通气向肺泡运送吸入麻醉药与血液从肺中摄取麻醉药的平衡结果。其决定因素与以下几点有关。

1.麻醉药吸入的浓度

吸入气麻醉药浓度越高,进入肺泡的吸入麻醉药越多,肺泡气麻醉药浓度上升越快。

2.每分钟肺泡通气量的大小

肺泡通气量越大,则在单位时间内进入肺泡气吸入麻醉药浓度越大。

3.血/气分配系数

吸入麻醉药的血/气分配系数越大,流经肺毛细血管的单位体积血液能从肺泡中摄取更多的吸入麻醉药,肺泡气的麻醉药浓度上升越慢。吸入麻醉药的可控性与在血液中溶解度的大小呈反比。

4.每分钟肺灌流量的大小

理想的肺通气/血流比率为0.84,心排血量越大,单位时间里流经肺泡的血液越多,血液从肺泡摄取的吸入麻醉药总量越多,肺泡气的麻醉药浓度上升越慢。

5.肺泡气混合静脉血麻醉药分压差

此分压差越大,吸入麻醉药从肺泡气向血中转运的速度越快,肺泡气的麻醉药浓度上升越慢。

吸入麻醉药在血液和组织之间也存在分压差,其决定因素为组织/血气分配系数,组织的体积、组织的血流量以及动脉血与组织中的吸入麻醉药的分压差。前两者之积是组织对吸入麻醉药的容量,后二者是决定血液向组织供应吸入麻醉药速度的因素。总容量与供药速度之间的平衡是决定血液和组织间分压差的主要因素。混合静脉血吸入麻醉药分压决定于组织从动脉血对吸入麻醉药的摄取量,组织/血分配系数越大,组织血流量越大,动脉血/组织的吸入麻醉药分压差越大,组织从动脉血中摄取麻醉药越快。该组织的静脉血中吸入麻醉药分压越低。

吸入麻醉药的清除大部分从肺呼出,仅有很少部分可由皮肤黏膜和肠道溢出体外或在体内进行代谢。其在体内代谢的程度随不同的麻醉药物而有很大的差别。从肺呼出的速度也基于吸入麻醉药吸收时的几个因素。通气量越大,则吸入麻醉药的清除越快。吸入麻醉药溶解度越大,则清除越缓慢。吸入麻醉维持的时间越长,则清除率越慢。

(三)吸入性麻醉的实施

1.麻醉前处理

与其他全身麻醉相同,麻醉前处理主要包括患者身体与心理的准备、麻醉前评估、麻醉方法的选择、相应设备的准备和检查,以及合理的麻醉前用药。此外还应根据吸入麻醉诱导本身特点向患者做好解释工作及呼吸道的准备。

2.吸入麻醉的诱导

麻醉诱导即是使用药物使患者从清醒状态转入深度意识抑制状态。在麻醉诱导之前,要对患者进行吸氧去氮(让患者吸入纯氧 $1\sim5$ 分钟),目的是增加体内的氧储备,去除氮气,提高血红蛋白氧饱和度,血中氧溶解量及肺泡中功能余气量的含量。

(1)静脉快速诱导法:静脉快速诱导是最常用的诱导方法,本法诱导迅速、平稳,患者舒适,乐于接受。静脉诱导常以硫喷妥钠 6 mg/kg,或丙泊酚 $2\sim$ 2.5 mg/kg,琥珀胆碱 $1\sim2$ mg/kg,进行快速诱导。

(2)吸入麻醉诱导法:吸入麻醉诱导法适用于不能建立静脉通路的患者的诱导。吸氧去氮完成后,开始给予低浓度的麻醉药,也可联合吸入空气,吸入麻醉药的选择以氟烷为最佳,也可选用其他吸入麻醉药。维持患者呼吸平稳和通畅,每 $2\sim3$ 次呼吸,增加吸入麻醉药浓度 0.5%,直至最低肺泡有效浓度(minimum alveolar concentration,MAC)达 1 MAC,患者意识消失。

3.维持

麻醉诱导完成后即进入麻醉的维持阶段。此期间应满足手术要求,维持患者无痛,无意识,肌肉松弛及器官功能正常,应激反应得到抑制,水、电解质及酸碱保持平衡,血液丢失得到及时补充。平稳的麻醉要求了解手术操作步骤,掌握麻醉药物的药理学特性,能提前 3～5 分钟预测手术刺激,以及时调整麻醉深度。如果为控制呼吸,气管插管后应立即给予肌松药,同时可吸入 65% N_2O、35% O_2 及 0.8～1.2 MAC 挥发性麻醉药。目前低流量吸入麻醉是维持麻醉的主要方法。术中应根据手术特点,术前用药情况以及患者对麻醉和手术刺激的反应来调节麻醉深度。在不改变患者的分钟通气量时,改变麻醉深度主要是通过调节挥发罐开启浓度和增加新鲜气流量来实现。MAC 常用来判断吸入麻醉的深度,1.3 MAC 相当于 ED_{95} 水平。

尽管吸入麻醉药本身就产生肌松作用,但为了获得重大手术所需的完善肌松,往往需要静脉给予肌松剂,以避免为增强肌松作用而单纯增加吸入浓度而引起的循环抑制。挥发性麻醉药可明显增强非去极化肌松药的阻滞作用,二者合用时应注意减少肌松药的用量。

4.苏醒及恢复

吸入麻醉患者的苏醒过程与诱导过程相反,可以看作吸入麻醉药的洗出过程。由于回路内气体的低流量,无法迅速把麻醉药洗出,因此在手术结束时应比高流量麻醉更早关闭挥发罐。整个手术操作结束后,用高流量纯氧来快速冲洗患者及回路里的残余麻醉药。当肺泡内吸入麻醉药浓度降到 0.4 MAC 时,约 95% 的患者能够按医师指令睁眼。吸入麻醉药洗出越干净越有利于苏醒过程的平稳和患者的恢复,过多的残余不仅可能导致患者烦躁、呕吐,甚至抑制清醒状况和呼吸。在洗出吸入性麻醉药时,静脉可给予一定的止痛药来增加患者对气管导管的耐受,以有利于吸入药的尽早排出,同时还可减轻拔管时的应激反应。

二、静脉全麻

将药物经静脉注入,通过血液循环作用于中枢神经系统而产生全身麻醉的方法称静脉全麻。静脉全麻具有诱导迅速,对呼吸道无刺激,患者舒适,无污染以及操作方便等优点。但静脉麻醉药多数镇痛不强,肌松较差,一旦过量,只能依靠机体缓慢解毒为其缺点。

(一)静脉麻醉方法

静脉麻醉的方法通常可以按给药方式分类,或按药物的具体应用方法分类,如硫喷妥钠静脉麻醉、羟丁酸钠静脉麻醉、氯胺酮静脉麻醉、丙泊酚静脉麻醉、阿片类静脉麻醉以及静脉联合麻醉等。

静脉麻醉的给药方式包括单次给药、间断给药和连续给药,后者又包括人工设置和计算机设置给药速度。

理想的静脉麻醉的给药方式应该是起效快、维持平稳、恢复迅速。目标是达到预期和满意的药物作用和时间过程。理想的静脉全麻药必须具备以下条件。

(1)麻醉诱导迅速、平顺,一次臂-脑循环即可发挥作用,无肌肉活动和肌张力增高现象。

(2)对循环和呼吸无明显抑制作用。

(3)亚麻醉剂量应具有镇痛作用。

(4)麻醉停止后意识恢复快而平稳,无兴奋现象。

(5)无高敏反应。

(6)对胃肠道、肝、肾无不良影响,不增高颅内压,对脑代谢的降低应超过对脑血流量的减少。

(7)清除快,代谢产物无活性或毒性,长时间用药无蓄积。

(8)理化性质稳定。

(9)麻醉恢复期无不良反应。

单次静脉麻醉用药只能完成一些短小手术;间断给药是早年的常用静脉麻醉方法,缺点是血药浓度上下波动,注药后瞬间产生血药的峰值浓度,然后持续下降直至下一次注药,造成麻醉忽深忽浅。持续给药一般经过 $4 \sim 5$ 个半衰期可以达到一个稳态血药浓度,问题是如何达到和控制血药浓度在一个满意的治疗(麻醉)水平。借助药代动力学模型和理论,完全可以计算出达到满意和期望的血药浓度时间过程的所需给药剂量。这就是靶浓度控制输注麻醉给药系统(TCI)。

用麻醉给药系统实施静脉麻醉,如同在麻醉蒸发器上选定吸入麻醉药浓度一样,在静脉麻醉中选定患者所需的麻醉药血药浓度,因此又被称为静脉蒸发器。

TCI 是以药代动力学和药效动力学原理为基础,以血浆或效应室的药物浓度为指标,由计算机控制给药输注速率的变化。达到按临床需要调节麻醉、镇静和镇痛深度的目的。计算机的参与使复杂的运算变得较为简单。给药的同时可以显示目标血浆药物浓度、效应室药物浓度、给药时间和累计剂量等。使静脉麻醉的控制变得简便易行。

(二)麻醉诱导

诱导前打开氧气,氧气流量>5 L/min,将面罩轻柔地放在患者面部以供氧,随后静脉注入麻醉性镇痛药(芬太尼、舒芬太尼或阿芬太尼等)和静脉麻醉药(丙泊酚、依托咪酯、硫喷妥钠或氯胺酮等)。患者意识消失后,应继续给予静脉麻醉药和(或)吸入麻醉药,同时根据手术需要决定是否给予肌肉松弛药。患者可能持续自主通气或需辅助通气。

1.丙泊酚

成人剂量 $1.5\sim2.0$ mg/kg。静脉滴注 30 秒起效,术前使用麻醉性镇痛药能增强诱导效果,但呼吸抑制机会增多,小剂量诱导时需配伍其他药物。

据一个多中心的临床报道,丙泊酚 TCI 诱导与人工诱导进行比较。562 例患者,年龄 18~85 岁,来自 29 个医疗中心。以对口头指令反应丧失为意识消失的指征。人工诱导组采用注射泵以 1200 mL/h 的速度注射丙泊酚。TCI 诱导组,血浆靶浓度根据麻醉医师经验来选择。结果 TCI 组平均靶浓度为 5.7 μg/mL($2.5\sim12.0$ μg/mL)。意识消失时丙泊酚用量为(1.69 ± 0.50)mg/kg,明显低于人工诱导组的丙泊酚用量,(2.31 ± 0.75) mg/kg($P<0.01$)。意识消失时间,TCI诱导组为(71 ± 54)秒,高于人工诱导组(61 ± 31)秒($P<0.05$)。患者麻醉前ASA 分级不同明显影响 TCI 靶浓度(表 1-1)。

表 1-1 患者 ASA 分级与 TCI 丙泊酚诱导靶浓度

ASA 分级	TCI 血浆浓度(μg/mL)
平均	5.7(2.5~12)
ASA Ⅰ	6.07
ASA Ⅱ	5.08
ASA Ⅲ	4.46

丙泊酚 TCI 静脉诱导意识消失所需的时间长短与所选的靶浓度有关。来自国内的经验,将丙泊酚诱导靶浓度分别设置为 4 μg/mL、5 μg/mL、6 μg/mL 3 组,在与咪达唑仑(0.02 mg/kg)和芬太尼(2 μg/kg)联合诱导下,意识消失所需时间随所设靶浓度的增高而减少。意识消失时 3 组患者的效应室浓度都尚未达到预定靶浓度,均<3 μg/mL。而丙泊酚的用量 3 组大体相近,脑电双频指数(BIS)也均降至 60 左右。3 分钟后行气管插管,此时 3 组效应室浓度已接近该组的预设靶浓度,BIS 也降至 45 左右。尽管 3 组效应室浓度不同,但是 3 组均无气管插管的心血管反应。

2.咪达唑仑

静脉滴注咪达唑仑可用于全麻诱导,主要用于不宜作硫喷妥钠诱导的患者,其剂量受到多种影响,为 0.1～0.4 mg/kg。对高龄、体弱及配伍镇痛药者剂量酌减。

3.依托咪酯

依托咪酯与琥珀胆碱配合施行气管插管应用于全麻诱导。此药对心血管系统很少影响,冠状循环保持稳定,心肌耗氧减少。常用于心脏和大血管手术的诱导。

(三)麻醉维持

1.静脉麻醉维持期间靶浓度的调节

(1)手术伤害性刺激对 TCI 靶浓度的影响:手术的伤害性刺激程度在手术中并非一成不变的,不同程度的伤害性刺激,如气管插管、切皮等,所需的血浆靶浓度也不同。TCI 系统可计算和快速达到医师所选定的靶浓度,但术中伤害性刺激的变化、患者的反应性变化,都要麻醉医师随时观察,及时调整靶浓度。表 1-2列出手术中不同条件下常用静脉麻醉药所需的血浆浓度范围。应该注意的是,提前预防性地改变靶浓度来对抗伤害性刺激,比伤害性刺激后机体出现反应才处理要平稳得多,对机体的干扰和影响也小得多。

表 1-2　外科手术时所需麻醉药血浆浓度

药物	切皮	大手术	小手术	自主呼吸	清醒
苏芬太尼(ng/mL)	1～3	2～5	1～3	<0.2	—
雷米芬太尼(ng/mL)	4～8	4～8	2～4	<3	—
丙泊酚(μg/mL)	2～6	2.5～7.5	2～6	—	0.8～1.8
依托咪酯(ng/mL)	400～600	500～1 000	300～600	—	200～350
氯胺酮(μg/mL)	—	—	1～2	—	—
阿芬太尼(ng/mL)	200～300	250～450	100～300	<250	—

(2)TCI 系统如何降低靶浓度:TCI 系统提高靶浓度比较好实现,计算机根据药代动力学原理,计算出给药模式和泵速,很快可以达到麻醉医师预期设置的靶浓度。然而用 TCI 系统降低靶浓度,计算机所能做的工作就是停泵,然后完全依赖该药在体内的重新分布与代谢。根据药代动力学参数,计算出何时下降到麻醉医师预期设置的靶浓度,再重新开启注射泵维持该靶浓度。这方面,TCI 不如吸入麻醉可以人工干预,通过加快药物从呼吸道的排除,来降低吸入麻醉药

的靶浓度。

药物在体内下降的快慢过去认为主要取决于药物消除半衰期的长短。理论上，一般经过 4～5 个半衰期，体内的药物基本排除。目前又提出一个新的概念药物持续输注后半衰期。

(3)持续输注后半衰期：持续输注后半衰期是指维持恒定血药浓度一定时间后停止输注，中央室的药物浓度下降 50% 所需的时间。其意义在于它不同于药物消除半衰期($t_{1/2}\beta$)。研究表明，某些具有较长的 $t_{1/2}\beta$ 的药物可以具有较短的持续输注后半衰期。例如，苏芬太尼的 $t_{1/2}\beta$ 比阿芬太尼要长，但如持续输注 8 小时，停止输注后，苏芬太尼较阿芬太尼恢复要快，即持续输注后半衰期要短，反之亦然。从图 1-1 中可以看出常用的静脉麻醉药的持续输注后半衰期随输注时间的延长而变化。芬太尼和硫喷妥钠明显不适于长时间输注。

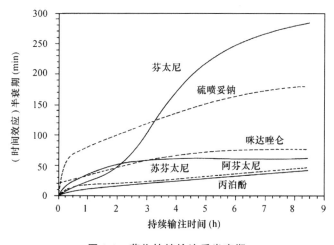

图 1-1　药物持续输注后半衰期

2.麻醉性镇痛药的应用

镇痛是全麻中重要组分，也是全凭静脉麻醉中的重要成分。TCI 静脉麻醉中同样需要应用麻醉性镇痛药和肌肉松弛药。至于麻醉性镇痛药的用法，可以根据经验和临床需要单次或分次注射，也可以持续输注。目前已有 TCI 系统应用麻醉性镇痛药的方法。

(1)适用于 TCI 系统的理想镇痛药：适用于 TCI 系统的理想镇痛药应该具有以下条件。①在血与效应室之间的转运非常迅速。②停药后药物浓度迅速下降。③达到患者清醒和不抑制呼吸的水平。

(2)阿片类药持续输注：阿片类药持续输注较间断给药的益处如下。①减少总用药量。②血流动力学稳定。③减少不良反应。④减少追加。⑤意识恢复迅速。

(3)雷米芬太尼:雷米芬太尼是近年阿片类药药理学上的新发展。雷米芬太尼有独特的代谢机制——被非特异性的水解酶持续水解,因此其恢复几乎不受持续输入时间的影响。雷米芬太尼持续输入长达 10 小时,其持续输注后半衰期始终不变,在长时间输注后恢复方面,它较其他几个阿片类药有很大优势。雷米芬太尼镇痛效能不减,术后无呼吸抑制之虑。相反由于代谢过于迅速,停药后镇痛作用很快消失,没有术后镇痛作用成为其缺点。

3.静脉麻醉中知晓

麻醉中知晓包括外显记忆和内隐记忆,一般来说,麻醉下记忆的丧失是呈剂量相关的,患者术中的记忆功能随着麻醉药剂量的增加逐渐下降。镇静浓度的丙泊酚尚不能完全消除外显记忆,更不能消除内隐记忆。文献报道,丙泊酚输注速率达 110 $\mu g/(kg \cdot min)$,患者意识消失。但有学者报道,一组患者用丙泊酚 110 $\mu g/(kg \cdot min)$联合硬膜外阻滞维持麻醉,根据患者脑电 BIS 的反应,分成 BIS<60 组和 BIS>60 组。两组的 BIS 有显著性差异(72 ± 10.51 与 56 ± 11.86,$P < 0.05$),但是无论 BIS 大于或小于 60,两组患者麻醉中的内隐记忆都存在。已经证实,临床认为满意的静脉麻醉,BIS 维持在 60~40,大脑处理听信息的过程仍可发生。大脑仍能接受听刺激,并在一个相当复杂的水平处理这些听信息。即临床满意的麻醉下仍可存在某些形式的记忆,特别是内隐记忆。新近功能型脑成像技术已开始揭示内隐记忆的解剖学基础和证据。

然而记忆只能靠术后调查才能发现。如何在麻醉中确保患者没有记忆,没有知晓,目前一个重要的发现就是中潜伏期听觉诱发电位与麻醉下内隐记忆之间的联系。听觉诱发电位(auditory evoked potentials,AEP),AEP 可以作为麻醉下内隐记忆的一个监测指标,它比 BIS 在反映意识的转变和有无记忆方面要更加精确。

(四)麻醉的苏醒

在这一阶段,患者从无意识状态向清醒状态转变并恢复完整的保护性反射。

1.目标

患者应当清醒,保护性反射和肌张力完全恢复,此时,拔除气管导管后气道梗阻和误吸的危险将减至最小,有利于立刻对神经系统功能进行评估。当患者患有心血管疾病时,应注意保持苏醒和拔除气管期间的血流动力的稳定。

2.技术

当手术快结束时,随着手术刺激的减小,麻醉深度也应减浅,以利于术后迅速苏醒。对残余的肌松药作用进行拮抗,患者可恢复自主呼吸。在苏醒前给予麻醉性镇痛药要注意用量,以免影响呼吸和苏醒。

3.环境

手术室温度不应过低。在手术期间,要注意患者体温的监测并保暖,避免低体温,影响苏醒。

4.体位

患者在拔管前通常恢复仰卧位。如果麻醉医师能确保患者的气道通畅并能保护气道,可以在侧卧或俯卧位拔管。必须保证可快速将患者恢复到仰卧位。

5.面罩通气

在拔除气管导管或喉罩后,使用面罩通气应吸入纯氧。在患者意识没有完全恢复前,患者处于浅麻醉状态,在保证呼吸道通畅和气体交换充分的情况下,应避免刺激,因为刺激(比如气道刺激)可能诱发喉痉挛。当患者已经完全清醒能遵从口令,并保证足够的通气和氧合时,可以移动患者。

6.拔管

拔管是关键时刻。当患者呼吸衰竭、低体温、延迟清醒、血流动力学不稳定或气道严重受损时(例如广泛的口腔手术),应当在手术后保留导管直至上述情况好转后再拔管。

(1)清醒拔管:通常在患者已清醒并完全恢复了保护性反射后才拔除气管内导管。清醒拔管适用于饱胃、困难气道和刚刚进行了气管或颌面部手术的患者。①标准:拔管前,患者必须清醒,血流动力学稳定,肌力完全恢复,可听从简单的口令(例如抬头)并能自主呼吸,氧合和通气在正常的范围内。在浅麻醉状态下拔管可能引发喉痉挛。②技术:气管内导管可能成为从麻醉到苏醒过程中一个刺激物。利多卡因(0.5~1.0 mg/kg 静脉滴注)可以用来抑制咳嗽,但可能延迟苏醒。给患者吸入纯氧,并进行口咽部吸引。在保持气管导管内轻度正压,气道压 2.0 kPa(20 cmH$_2$O)的条件下套囊放气并拔出气管导管,经面罩吸入纯氧。拔出气管导管后,麻醉医师重点关注患者的意识、呼吸和循环,直到患者完全清醒、恢复了气道保护性反射、呼吸和氧合良好、血流动力学稳定为止。当拔管刺激消失后,已拔管的患者可能重新入睡,这可能会引起气道梗阻,特别是老年患者。

(2)深麻醉状态下拔管:在苏醒过程中导管的刺激引起的气道反射可以通过

在深麻醉状态(第三期)下拔管来避免。深麻醉状态下拔管可以减少喉痉挛和支气管痉挛的发生,因此可以应用于严重哮喘病患者。深麻醉状态下拔管也可避免中耳手术、眼内手术、腹腔和腹股沟疝缝合术后因咳嗽和屏气而导致的不良影响。①标准:深麻醉下拔管的禁忌证包括饱胃、困难气道、刚刚进行了气管或口咽部或颌面部手术的患者。麻醉深度一定要足以防止引起气道反射。可以通过单次静脉注射小剂量静脉麻醉药或者吸入高浓度挥发性麻醉药来加深麻醉。②技术:拔除气管导管前要准备好必要的气道管理设备和药物。患者的体位必须保证麻醉医师可以不受限制地接触其头部以管理气道。口咽部要进行充分吸引,将套囊放气,如果套囊放气时患者无反应,则可拔管。可用面罩控制或辅助呼吸,直到患者完全清醒、恢复了气道保护性反射、呼吸和氧合良好、血流动力学稳定为止。深麻醉状态下拔管要注意保护患者的呼吸道通畅,防止反流和误吸的发生。

7.躁动

在全身麻醉苏醒过程中偶尔会出现严重躁动情况,尤其是青少年和老年患者。首先必须排除生理性原因,比如:缺氧、高碳酸血症、气道梗阻和膀胱充盈。疼痛是引起躁动的常见原因,可给予小剂量麻醉性镇痛药(例如芬太尼 25 μg 或吗啡 2 mg 静脉滴注)来治疗。

8.延迟清醒

如患者在全身麻醉后不能迅速清醒,必须继续辅助呼吸和保护气道,并同时查找引起延迟清醒或不清醒的原因。

三、联合麻醉

(一)静脉-吸入联合麻醉

对患者同时或先后实施静脉全麻技术和吸入全麻技术的麻醉方法称之为静脉-吸入联合麻醉技术,简称静吸联合麻醉。其方法多种多样,如静脉麻醉诱导,吸入麻醉维持;或吸入麻醉诱导,静脉麻醉维持;或者静吸联合诱导,静吸联合维持。由于静脉麻醉起效快,诱导平稳,而吸入麻醉易于管理,麻醉深浅易于控制,因此静脉麻醉诱导后采取吸入麻醉或静吸联合麻醉维持在临床麻醉工作中占主要地位。

1.静脉麻醉诱导

静脉麻醉诱导与全凭静脉麻醉的麻醉诱导并无明显区别。可以用单次静脉注射静脉全麻药来实现,也可利用 TCI 技术来完成,但重要的是根据患者的实际情况来选择麻醉药物和给药方式。麻醉诱导应辅以镇痛药和肌松剂。整个诱导过程应力求平稳迅速,对循环功能影响小,并尽可能降低气管插管时的应激反应。

2.静吸联合麻醉维持

静脉诱导完成后,应安全、平稳地过渡到静吸麻醉维持阶段。单次剂量的丙泊酚以及琥珀胆碱产生的麻醉作用非常短暂,而挥发性麻醉药在这段时间内尚未达到有效的麻醉浓度。处理的措施包括:①静脉诱导时予以充足剂量并包括适量镇痛药;②插管后如果患者出现应激反应,应积极处理;③增大新鲜气流量和挥发性麻醉药的吸入浓度;④诱导时选择作用时间稍长的静脉全麻药或应用低血气分配系数的吸入药以利于快速建立有效的肺泡浓度。术中维持麻醉可以低流量吸入挥发性麻醉药并合用镇痛药、肌松剂。

3.注意事项

(1)实施静吸联合麻醉应充分掌握各种麻醉药的药理特点,根据患者的不同病情和手术需要,正确选择不同的静吸麻醉药的配伍和组合,尽可能地以最小量的麻醉药达到完善的麻醉效果,并将各种麻醉药的毒副作用减少到最小。

(2)为确保患者安全,实施静吸联合麻醉时必须行气管内插管。

(3)严格监测术中麻醉深度,遵循药物的个体化原则,适当增加或减少不同麻醉药的用量,合理调节静脉麻醉药的输注速度和吸入麻醉药的吸入浓度。

(4)肌松药可以提供满意的肌肉松弛效果,并减少麻醉用药量,但本身无麻醉作用,不能代替麻醉药。因此应用肌松药必须维持一定的麻醉深度,以避免患者术中知晓和痛苦。

(二)静脉联合全麻

静脉联合麻醉是指麻醉所需的催眠药、镇痛药、肌松药等均由静脉注入。任何一种静脉麻醉药很难达到全身麻醉的基本要求:即神志消失、镇痛完善、肌肉松弛及抑制神经反射,且许多静脉麻醉药常有蓄积作用,不能用于长时间手术,对器官功能也有一定的影响。联合麻醉则可充分利用各种麻醉药的优点,取长补短,减少每一种麻醉药的剂量和不良反应,以消除和减少其不良反应,从而维持生理功能稳定,提高麻醉的安全性和可控性,更好地满足手术。

1.普鲁卡因静脉联合麻醉

普鲁卡因原为局麻药,不是静脉麻醉药。单独使用时,其麻醉作用很弱,而且镇痛、镇静作用不随用药剂量的增加而加强,反而导致中毒惊厥。目前使用较多的方法是静脉滴注普鲁卡因与镇痛药神经安定药和肌松药联合。

(1)麻醉方法。①麻醉前用药:麻醉前应常规应用抗胆碱药、镇痛药及苯巴比妥钠。精神紧张和体格健壮的患者应增加苯巴比妥钠的用量。②麻醉诱导:通常可采用镇静安定药-静脉全麻药-麻醉性镇痛药-肌松药联合的模式。常用药物有安定或咪达唑仑、硫喷妥钠、芬太尼及琥珀胆碱或其他肌松药施行气管内插管。在心血管无明显病理改变的情况下,硫喷妥钠用量不宜过少,成人应达 0.3~0.5 g。为了有效预防喉镜窥视以及气管插管引起的应激反应,防止血压升高,心率增快,心律失常及至严重意外的发生,镇痛药用量必须足够,芬太尼诱导用量要达 6~8 μg/kg。③麻醉维持。普鲁卡因-安定镇痛-肌肉松弛药联合:安定镇痛剂可采用氟哌利多及芬太尼,其比例可调整为 20:1,麻醉期间可间断给药;肌肉松弛药可采用琥珀胆碱,以 1%普鲁卡因与琥珀胆碱组成联合静脉滴注,此种伍用可明显减少琥珀胆碱用量,并延迟琥珀胆碱快速耐药性的出现时间。普鲁卡因-镇痛药-吸入麻醉药-肌肉松弛药联合,此种联合目前在临床实践中日益被重视并广泛应用。普鲁卡因连续输注,要限制速度,使之处于安全的稳定浓度。目前常用的滴速为1 mg/(kg·min)。

(2)适应证:普鲁卡因静脉联合全麻的优点是使用方便,血流动力学稳定,对肝肾功能无明显影响,苏醒快而平稳,并具有抗心律失常的作用,因此被广泛使用于胸部、头颈、腹部及脊柱四肢等各种手术。

(3)相对禁忌证。①窦房结功能障碍(如病态窦房结综合征)。②房室传导阻滞和(或)心脏束支传导阻滞。③严重心肌功能抑制。④严重肝功能障碍。⑤液体入量需严格限制者。⑥静脉穿刺困难者。

2.利多卡因静脉联合麻醉

(1)麻醉方法。①麻醉前用药:苯巴比妥钠 0.1~0.2 g 肌内注射,阿托品 0.5 mg 肌内注射,哌替啶 50 mg 肌内注射。②麻醉诱导:2.5%硫喷妥钠 12~15 mL加琥珀胆碱 50~100 mg 静脉滴注,快速气管插管。③麻醉维持:应用 0.5%利多卡因溶液,即 2%利多卡因 60 mL 加 5%~10%葡萄糖 180 mL,持续静脉滴注可施行维持全麻。总剂量<20 mg/kg 为宜。分次静脉滴注法为 2%利多卡因 3 mL,每 5~10 分钟静脉滴注一次,现已少用。

(2)加深麻醉:①哌替啶 100 mg 加异丙嗪 50 mg 共 6 mL 为一单元,用 1~3 分钟静脉滴注。②琥珀胆碱 100~200 mg 静脉滴注,维持肌肉松弛。③羟丁酸钠每次 2.5 g,静脉滴注。④安氟醚(或异氟醚)、氧化亚氮吸入。

(3)适应证:此方法适用于对普鲁卡因有禁忌者,或对输液量有限制的患者。如肾功能不全、水肿、心脏病、心律失常等,多不使用其他麻醉。

(4)注意事项：①如手术时间过长可改用普鲁卡因或其他辅助药,以防利多卡因蓄积中毒和发生惊厥。用量一般维持在第一小时 400～500 mg,第二小时 200～250 mg,以后递减至 125～150 mg,总剂量<1 000 mg。②利多卡因代谢慢,过量易蓄积中毒,发生惊厥。即使在减慢滴速的情况下,也可发生惊厥,应予以警惕。③手术前 20～30 分钟停药。辅助药特别是冬眠药用量勿过大,以免苏醒期延长。

四、并发症

(一)反流、误吸和吸入性肺炎

1.原因

麻醉过程中,易于引起呕吐或胃内容物反流的几种情况如下。

(1)麻醉诱导时发生气道梗阻,在用力吸气时使胸膜腔内压明显下降;同时受头低位的重力影响。

(2)胃膨胀除了与术前进食有关外,麻醉前用药,麻醉和手术也将削弱胃肠道蠕动,胃内存积大量的空气和胃液或内容物,胃肠道张力下降。

(3)用肌松药后,在气管插管前用面罩正压吹氧,不适当的高压气流不仅使环咽括约肌开放,使胃迅速胀气而促其发生反流;同时喉镜对咽部组织的牵扯,又进一步使环咽括约肌功能丧失。

(4)患者咳嗽或用力挣扎以及晚期妊娠的孕妇,由于血内高水平的孕酮也影响到括约肌的功能。

(5)胃食管交接处解剖缺陷而影响正常的生理功能,如膈疝患者,置有胃管的患者也易于发生呕吐或反流;带有套囊的气管内导管,在套囊的上部蓄积着大量的分泌物也易于引起误吸。

(6)药物对食管括约肌功能的影响,如抗胆碱能药物阿托品,东莨菪碱和格隆溴铵对括约肌的松弛作用,吗啡,哌替啶和地西泮则可降低括约肌的张力。琥珀胆碱因肌颤,使胃内压增高,引起胃内容物反流。

口咽部或胃内大量出血,胃食管反流或衰竭的患者都易于发生误吸。临产的孕妇因麻醉发生误吸窒息而致死者,国外报告的较多。国内对孕妇施行剖宫产术或其他手术采用硬膜外阻滞,保持神志清醒和吞咽、咳嗽反射,是减少误吸发生的重要原因。当然,当孕妇具有施行全身麻醉的适应证,或手术过程中改行全麻,此时更应谨慎,保护气道,严密防止误吸的发生。孕妇倾向于发生反流、误吸的因素:①传统习惯上临产孕妇多不限制进食,甚至鼓励多进食才有力气分娩,以至决定手术时孕妇仍处于"满胃"状态;②精神焦虑、失眠和疼痛使胃排空时间显著延缓;③增大的子宫使腹内压和胃内压增高;④胎盘可能是产生促胃酸激素的场所,促使胃液容量增多(>25 mL)和 pH 的下降(pH<2.5)。

麻醉下发生呕吐或反流有可能招致严重的后果,胃内容物的误吸,以至造成急性呼吸道梗阻和肺部其他严重的并发症,仍然是目前全麻患者死亡的重要原因之一。据有关资料报告,麻醉反流的发生率为 $4\%\sim26.3\%$,其中有 $62\%\sim76\%$ 出现误吸,误吸大量胃内容物的死亡率达 70%。

虽然喉罩的出现为临床麻醉提供了一种有效的器具,但仍不能完全防止胃内容物的肺误吸,尤其不要用于肥胖患者。

2.误吸胃内容物的性质

患者发生误吸严重的后果包括急性肺损伤的程度,与误吸的胃内容物理化性质(如 pH、含脂碎块及其大小)和容量直接相关,以及细菌的污染。

(1)高酸性(pH<2.5)胃液:高酸性胃液误吸后,即时($3\sim5$ 分钟)出现斑状乃至广泛肺不张,肺泡毛细血管破裂,肺泡壁显著充血,还可见到间质水肿和肺泡内积水,但肺组织结构仍比较完整,未见坏死。患者迅速出现低氧血症,这可能与继发的反射机制,肺表面活性物质失活或缺失,以及肺泡水肿、肺不张等有关。由于缺氧性血管收缩而出现肺高压症。

(2)低酸性(pH$\geqslant2.5$)胃液:肺损伤较轻,偶见广泛斑状炎症灶,为多型核白细胞和巨噬细胞所浸润。迅速出现 PaO_2 下降和 Qs/Qt 的增加;除非吸入量较多,此改变一般在 24 小时内当可恢复,且对 $PaCO_2$ 和 pH 影响较小。

酸性胃内容物吸入肺内,低 pH 可被迅速中和,但却因诱致促炎症细胞因子如 TNF、IL-8 的释放,并将激活中性白细胞趋集于受损的肺内。隐匿于肺微循环内的中性白细胞,则与广泛的肺毛细血管内皮和肺泡上皮细胞黏附和移行,引起肺毛细血管壁和上皮细胞通透性改变和损害,以致出现富含蛋白质的肺间质水肿。在此过程中,将涉及一系列黏附分子以及细胞间黏附分子的活化与参与。有理由认为,误吸引起的急性肺损伤过程中,中性白细胞的趋化、激活和黏附是发挥着重要作用的环节。

(3)非酸性食物碎块:炎症主要反映在细支气管和肺泡管的周围,可呈斑状或融合成片,还可见到肺泡水肿和出血。炎症特点是对异物的反应,以淋巴细胞和巨噬细胞浸润为主,在食物碎屑周围可呈肉芽肿。实际上小气道梗阻,而低氧血症远比酸性胃液的误吸更为严重,且呈升高 $PaCO_2$ 和 pH 下降。多存在有肺高压症。

（4）酸性实物碎块：此类食物的误吸，患者的死亡率不但高，且早期就可发生死亡。引起肺组织的严重损害，呈广泛的出血性肺水肿和肺泡隔坏死，肺组织结构完全被破坏。患者呈严重的低氧血症、高碳酸血症和酸中毒，多伴有低血压和肺高压症。晚期肺组织仍以异物反应为主，或有肉芽肿和纤维化。

总之，误吸胃内容物引起的肺生理学紊乱、病理生理学改变，早期除了与反射的机制有关外，细胞因子和递质的释放是引起肺急性损伤不可忽视重要环节。晚期肺组织仍以异物反应为主，出现肉芽肿和纤维化。

3.误吸的临床表现

（1）急性呼吸道梗阻：无论固体或液体的胃内容物，均可引起气道机械性梗阻而造成缺氧和高碳酸血症。如果当时患者的肌肉没有麻痹，则可见到用力地呼吸，尤以呼气时更为明显，随之出现窒息。同时血压骤升、脉速；若仍未能解除梗阻，则两者均呈下降。由于缺氧使心肌收缩减弱、心室扩张，终致心室颤动。有的患者因吸入物对喉或气管的刺激而出现反射性心搏停止。

（2）Mendelson综合征：此综合征首先由Mendelson加以描述，即在误吸发生不久或2～4小时后出现哮喘样综合征，患者呈发绀，心动过速，支气管痉挛和呼吸困难。在受累的肺野可听到哮鸣音或啰音。肺组织损害的程度与胃内容物的pH直接相关外，还与消化酶活性有关。胸部X线检查的特点是受累的肺野呈不规则、边缘模糊的斑状阴影，一般多在误吸发生后24小时才出现。

4.预防

主要是针对构成误吸和肺损害的原因采取措施：①减少胃内容量和提高胃液pH；②降低胃内压，使其低于食管下端括约肌阻力；③保护气道，尤当气道保护性反射消失或减弱时，更具有重要意义。

（1）禁食和胃的排空：对刚进食不久的患者，若病情许可，理应推迟其手术时间。其所需延迟的时间，可依据食物性质、数量、病情、患者情绪和给药的情况等因素综合加以考虑。

对饱胃患者尽可能采用局部麻醉或椎管内阻滞。若是全身麻醉适应证，又不允许推迟手术时间，则可采取如下措施：①置入硬质的粗胃管（直径为7 mm），通过吸引以排空胃内容物，细而软的胃管是难以吸出固体食物的碎块。要检查吸引的效果，切不可置而不顾。②采用机械性堵塞呕吐的通道，但因食管壁有高度的可扩张性，故对其确切的效果尚有疑问。③过去在临床上曾用不同的药物以求达到如下的目的，如抗恶心呕吐、抗酸和抑制胃液量和减少误吸的危险。事实上用药未必都能达到预期的效果，不同药物各有其适应证，而不作为常规的应用。

用药提高 pH 和减少胃液的分泌,如口服枸橼酸钠 30 mL 于手术前 15～20 分钟,作用可持续 1～3 小时。近年来主张用组胺 H_2 受体拮抗药,如西咪替丁 300 mg 于术前 1 小时口服或肌内注射,儿童的剂量为 7.5 mg/kg,提高 pH＞2.5 的有效率可达 90%,但对胃液容量影响较差。西咪替丁的峰效应在给药后 60～90 分钟,持续 4 小时。雷尼替丁在术前 1 小时静脉注射,不仅可提高 pH,且能降低胃液容量,作用可持续 8 小时左右。若为降低误吸的危险为目的,不推荐应用抗胆碱能药物如阿托品和东莨菪碱,因这两种药物可使下食管括约肌能力降低,有利于胃内容物反流至食管。

(2)麻醉的诱导:麻醉诱导过程更易于发生呕吐和反流,对饱胃患者可采用如下的方法。①清醒气管内插管,可用 1%～2% 丁卡因或 2%～4% 利多卡因溶液进行表面麻醉和经环甲膜气管内注射,一旦气管插管成功,即将气管导管的套囊充气,此法较为有效。②处平卧位的患者,在诱导时可把环状软骨向后施压于颈椎体上,以期闭合食管来防止误吸。③采用头高足低进行诱导,当足较平卧位低于 40°时,此时咽的位置较食管贲门交接处高 19 cm。一般认为,即使在胃膨胀情况下,胃内压的增高也不超过 1.8 kPa(18 cmH₂O),因此可以防止反流。但在此体位下一旦发生胃内容物反流,则发生误吸是难以幸免。特别是心血管功能差的患者,不宜采用此体位。另一体位,是轻度头低足高位。虽然由于胃内压增高而易致反流,但头低位使反流的胃内容物大部滞留于咽部,迅速予以吸引则可避免误吸入气管,故临床上宁可采用此体位。④恰当选用诱导药物,如应用氧化亚氮-氧-氟烷诱导,让患者保持自主呼吸和咽反射,直至麻醉深度足以插管,则发生呕吐和反流的机会较少。至于硫喷妥钠-琥珀胆碱快速诱导插管,因大剂量可迅速抑制呕吐中枢,同时琥珀胆碱对膈肌和腹肌麻痹作用,故在短暂时间内不至于发生呕吐,但要求具有很熟练的插管技巧。无论采用何种方法进行麻醉诱导,都应准备好有效的吸引器具。⑤应完全清醒时才能拔气管内导管。患者作呕、吞咽或咳嗽并非神志完全清醒的标志,所以拔管时患者不仅能睁眼,应具有定向能力、能做出相应表情的应答。否则仍有误吸之可能。

(3)采用附有低压、高容量套囊的气管导管:采用附有低压、高容量套囊的气管导管,通过染料进行误吸实验表明,用普通高压低容量套囊的导管,其误吸率可达 56%;若改用前一种导管,则其发生率可降至 20%。

5.处理

关键在于及时发现和采取有效的措施,以免发生气道梗阻窒息和减轻急性肺损伤。

(1)重建通气道:①使患者处于头低足高位,并转为右侧卧位,因受累的多为右侧肺叶,如此则可保持左侧肺有效的通气和引流。②迅速用喉镜检查口腔,以便在明视下进行吸收清除胃内容物。如为固体物可用手法直接清除,咽部异物则宜用 Magil 钳夹取。若气道仅呈部分梗阻,当患者牙关紧闭时,可通过面罩给氧,经鼻腔反复进行吸引,清除反流物。亦可采用开口器打开口腔,或纤维光导支气管镜经鼻腔导入进行吸引。此时不宜应用肌松药,因喉反射的消失有进一步扩大误吸的危险。

(2)支气管冲洗:支气管冲洗适用于气管内有黏稠性分泌物,或为特殊物质所堵塞。在气管内插管后用生理盐水 $5\sim10$ mL 注入气管内,边注边吸和反复冲洗,或用双腔导管分别冲洗两侧支气管。

(3)纠正低氧血症:大量酸性胃液吸入肺泡,不仅造成肺泡表面活性物质的破坏,而且导致肺泡Ⅱ型细胞的广泛损害和透明膜形成,使肺泡萎陷,并增加肺内分流和静脉血掺杂。用一般方式吸氧,不足以纠正低氧血症和肺泡-动脉血氧分压差的增大,需应用机械性通气以呼气末正压通气(PEEP)$0.5\sim1.0$ kPa($5\sim10$ cmH$_2$O),或持续气道正压(CPAP)以恢复功能残气量(FRC)和肺内分流接近生理学水平,避免或减轻肺损害的严重性。

(4)激素:至今为止,对误吸后患者应用类固醇类药物的认识不一,仍有争议。早期应用有可能减轻炎症反应,改善毛细血管通透性和缓解支气管痉挛的作用;虽不能改变其病程,也难以确切的说明激素对预后的最终影响,但在临床上仍多有应用。一般要早期应用并早期停药,如静脉内给予氢化可的松或地塞米松。

(5)气管镜检查:气管镜检查可待病情许可后进行,其目的在于检查并清除支气管内残留的异物,以减少和预防肺不张和感染的发生。

(6)其他支持疗法:其他支持疗法,如保持水和电解质的平衡,纠正酸中毒。进行血流动力学、呼气末 CO$_2$、SpO$_2$、动脉血气分析及心电图的监测,必要时给以变力性药物和利尿药。

(7)抗生素的应用:抗生素的应用以治疗肺部继发性感染。

(二)支气管痉挛

在麻醉过程和手术后均可发生急性支气管痉挛,表现为支气管平滑肌痉挛性收缩,气道变窄,气道阻力骤然增加,呼气性呼吸困难,引起严重缺氧和 CO$_2$ 蓄积。若不即时予以解除,患者因不能进行有效通气,不仅发生血流动力学的变化,甚至发生心律失常和心搏骤停。

1.病因

(1)气道高反应性:患有呼吸道疾病的患者如支气管哮喘或慢性炎症,使气道对各种刺激反应较正常人更为敏感。此与兴奋性神经和受体活性增强,而抑制性神经和受体活性的减弱有关。还有炎性细胞致敏、气道上皮损伤以及气道表面液体分子渗透浓度改变等,也都是不容忽视的诱发因素。

(2)与麻醉手术有关的神经反射:牵拉反射、疼痛反射,乃至咳嗽反射和肺牵张反射都可成为诱发气道收缩的因素。

(3)气管插管等局部刺激:气管插管等局部刺激是麻醉诱导期间发生气道痉挛最常见的原因。由于气道上皮下富含迷走神经传入纤维,尤其隆突部位。气管插管过深直接刺激隆突,或浅麻醉下行气管插管、吸痰也都可引起反射性支气管痉挛。一般认为,其反射途径除了经迷走神经中枢反射外,还有轴反射和释放的神经递质如 P 物质、神经激肽 A 和降钙素基因相关肽受体、色胺受体的参与。

(4)药物应用:应用了具有兴奋性迷走神经、增加气道分泌物促使组胺释放的麻醉药、肌松药或其他药物。如支气管哮喘患者应避免应用有兴奋性迷走神经药物如硫喷妥钠、γ-羟丁酸钠,或促进组胺释放的肌松药(筒箭毒碱)。手术后早期的支气管痉挛,多非哮喘所致,常见的原因是由于气管内导管移位或受阻,以至气管发生部分梗阻或受到刺激而引起支气管痉挛。应该指出的是,支气管痉挛可能是急性肺水肿早期唯一的症状,远比啰音或泡沫痰出现得更早。

2.预防

(1)对既往有呼吸道慢性炎症或支气管哮喘史的患者应仔细了解其过去发病的情况,分析可能存在的诱发因素。术前应禁吸烟 2 周以上。若近期有炎症急性发作,则应延缓择期手术 2～3 周。术前患者应行呼吸功能的检查,可请呼吸专科医师会诊,必要时应用激素、支气管扩张药、抗生素等作为手术前准备。

(2)避免应用可诱发支气管痉挛的药物如可用哌替啶或芬太尼来取代吗啡,因前几种药对支气管平滑肌张力影响较弱。若异喹啉类肌松药要比甾类肌松药易引起组胺释放,如泮库溴铵、维库溴铵、哌库溴铵在临床剂量下不致引起明显的组胺释放。肌松药引起组胺释放是与药量、注药速度有关,减少用药量和注药速度可减少组胺释放量。琥珀胆碱仍可引起少量组胺释放,故文献上既有用来治疗支气管痉挛,也有数例患者引起支气管痉挛的报道。吸入性麻醉药则可选用氟烷、恩氟烷、异氟烷等,氯胺酮可明显减低支气管痉挛的气道阻力,这与拟交感效应,促进内源性儿茶酚胺释放有关。此外,还能抑制肥大细胞释放组胺,故对气道高反应患者,可选用氯胺酮行麻醉诱导。

(3)阻断气道的反射:选用局麻药进行完善的咽喉部和气管表面的麻醉,可防止因刺激气道而诱发支气管痉挛。

3.处理

(1)明确诱因、消除刺激因素,若与药物有关应立即停用并更换之。

(2)如因麻醉过浅所致,则应加深麻醉。

(3)面罩吸氧,必要时施行辅助或控制呼吸。

(4)静脉输注皮质类固醇类药(如氢化可的松和地塞米松)、氨茶碱等,两药同时应用可能收效更好。若无心血管方面的禁忌,可用 β 受体激动药,如异丙肾上腺素稀释后静脉点滴或雾化吸入。目前,还可采用选择性 β_2 受体激动药,如吸入特布他林,尤其适用于心脏病患者。

(三)低氧血症与通气不足

1.气道阻塞

全麻后气道阻塞最常见的原因,是因神志未完全恢复,舌后坠而发生咽部的阻塞;喉阻塞则可因喉痉挛或气道直接损伤所致。对舌后坠采用最有效的手法,是患者头后仰的同时,前提下颌骨,下门齿反咬于上门齿。据患者不同的体位进行适当的调整,以达到气道完全畅通。如果上述手法处理未能解除阻塞,则应置入鼻咽或口咽气道。但在置入口咽气道时,有可能诱发患者恶心、呕吐、甚至喉痉挛,故应需密切观察。极少数患者才需重行气管内插管。

2.低氧血症

低氧血症不仅是全身麻醉后常见的并发症,而且可导致严重的后果。据丹麦的文献报告术后发生一次或一次以上低氧血症($SaO_2 < 90\%$)的患者占 55%,并指出其发生是与全麻时间、麻醉药应用及吸烟史有关。自采用脉搏血氧饱和度(SpO_2)之监测方法后,使能及时地发现低氧血症,且有了较准确的评估标准。

(1)易于引起麻醉后低氧血症的因素:①患者的年龄 >65 岁。②体重超重的患者,如 >100 kg。③施行全身麻醉的患者要比区域性麻醉更易于发生。④麻醉时间 >4 小时。⑤施行腹部手术者对呼吸的影响显著于胸部,以肢体手术的影响较为轻微。⑥麻醉用药:如苯二氮䓬类与阿片类药物并用,用硫喷妥钠诱导麻醉对呼吸的影响要显著于异丙酚。术前应用芬太尼 >2.0 $\mu g/(kg \cdot h)$ 或并用其他阿片类药物则影响更为显著。尤其非去极化肌松药的应用剂量、时效和肌松是否已完全反转都是极其重要的因素,例如术中应用阿曲库铵 >0.25 mg/(kg·h),则将增加发生低氧血症的危险。至于术前患者一般情况

（ASA 分级）对此的影响似无明显的差异。

（2）发生低氧血症是主要原因：在全麻后发生低氧血症的原因是多因素的，也较为复杂。①由于供氧浓度的低下或因设备的故障引起吸入氧浓度<0.21。尽管发生此意外并不多见，但发生误接气源或混合气体装置失灵的可能性仍然存在，故不能失于大意。②通气不足。③术后肺内右致左的分流增加，如术后发生肺不张、急性气胸或急性肺梗死等，使经肺的静脉血得不到充分的氧合，提高了动脉内静脉血的掺杂，造成动脉低氧血症是必然的结果。④肺通气/血流比值（V/Q）的失衡，如因麻醉药的影响损害了低氧下肺血管收缩的补偿，V/Q 的失衡加重。同时，术后患者的心排血量低下也促进了这种失衡。⑤采用不正确的吸痰方法是易被忽视的原因。应用过高的吸引负压、过粗的吸痰管和超时限的吸引，可以引起患者 SaO_2 的显著下降，尤其是危重和大手术后患者。⑥其他：术后患者的寒战可使耗氧量增高 500%，对存在肺内分流患者，通过混合静脉血氧张力，使 PaO_2 也下降。

3.通气不足

通气不足系指因肺泡通气的降低引起 $PaCO_2$ 的增高。手术后通气不足的原因：①中枢性呼吸驱动的削弱；②呼吸肌功能恢复的不足；③体内产生 CO_2 增多；④由于呼吸系统急性或慢性疾病所影响。

（1）削弱中枢性呼吸驱动：事实上，应用任何麻醉药对呼吸中枢都具有抑制的效应，尤其麻醉性镇痛药。这种呼吸的抑制，可以通过对 CO_2 的曲线向下、向右的移位来加以证实。又如芬太尼或芬太尼-氟哌利多混合剂的应用，可呈双相性呼吸抑制，在手术终末可用较小剂量的拮抗剂来消除其呼吸抑制。

（2）呼吸肌功能的障碍：呼吸肌功能的障碍包括手术切口部位、疼痛均影响到深呼吸的进行。如上腹部手术后，患者是以胸式呼吸为主，呼吸浅快，肺活量（VC）和功能余气量（FRC）均呈降低，直至术后第 2～3 天才开始逐渐恢复。VC 在手术当天可降至术前的 40%～50%，术后第 5～7 天才恢复至术前 60%～70%。VC 的下降使术后患者有效的咳嗽能力受限，为肺部并发症发生提供有利条件。FRC 的下降，使 FRC 与闭合容量（CC）的比率发生了改变，CC/FRC 相对升高具有重要的临床意义。即小气道易于闭合，局部通气/血流比值失调，导致肺泡气体交换障碍，则发生低氧血症和通气不足是必然的结果。

目前认为膈肌功能障碍是造成术后肺功能异常的一个重要的原因。用麻醉药、镇静药或疼痛等对膈肌功能虽有一定的影响。但对膈肌功能障碍的原因不能全面加以说明。如今较能为人们所接受的观点：由于手术创伤通过多渠道传入神经途径减弱了中枢神经系统的驱动,对膈神经传出冲动减少,而引起术后膈肌功能障碍。

应用非去极化肌松药的残留效应。长效肌松药应用、拮抗肌松的效应不足和肾功能障碍等均可使肌松药的作用残留,而影响了术后呼吸肌功能的恢复,也是造成术后患者通气不足的常见原因。有报告指出,在术后发生呼吸系统问题的患者中,有25%是与肌松药的应用有关,其中8.3%患者需要进一步反转肌松药的残留效应。

(3)其他:肥胖患者、胃胀气、胸腹部的敷料包扎过紧也会影响到呼吸肌功能。

4.监护与预防

有关手术后患者呼吸功能的观察与监测在本书相关关节内以予详述了。这里要着重指出的,临床上不能忽视肉眼的观察如呼吸的深度、呼吸肌的协调和呼吸模式等,监测方面包括脉搏血氧饱和度的持续、呼气末 CO_2 和 $PaCO_2$ 的监测。

一般认为对如下患者应加强术后的呼吸功能监测和氧的支持:①胸腹部手术后;②显著超重的患者,如 BMI>27 kg/m^2 者;③用过大剂量阿片类药物者;④存在急性或慢性呼吸系统疾病者。

以下患者即使其 PaO_2 处于正常范围,但仍有发生组织低氧或缺氧的可能:①低血容量(低中心静脉压、少尿)者;②低血压者;③贫血,血红蛋白<70 g/L者;④心血管或脑血管缺血患者;⑤氧耗增高,如发热的患者。

一般要求这些患者可以增强氧的支持,至于呼吸空气时的 SpO_2>90%或恢复至手术前的水平。对有气道慢性阻塞的患者,其呼吸功能有赖于 CO_2 或低氧的驱动,所以谨慎调节供氧的浓度,经常进行动脉血气分析是必要的措施。

(四)高血压

全麻恢复期,随着麻醉药作用的消退、疼痛不适,以及吸痰、拔除气管内导管的刺激等原因极易引起高血压的发生。尤其是先前有高血压病史的患者占一大半,且多始于手术结束后30分钟内。如果在术前突然停用抗高血压药物,则发生高血压情况更呈严重。高血压的发生率为4%~6%。

1.原因

(1)疼痛:除了手术切口刺激外,其他造成不适之感还来自胃肠减压管、手术引流和输液的静脉路等,同时还伴有恐惧、焦虑等精神因素的影响。疼痛的刺激是与麻醉前后和麻醉维持过程处理有关。

(2)低氧血症与高碳酸血症:轻度低氧血症所引起循环系统反应是心率增快

与血压升高,以高动力的血流动力学来补偿血氧含量的不足。血内 CO_2 分压的升高,可直接刺激颈动脉和主动脉化学感受器,以及交感-肾上腺系统反应,则呈现心动过速和血压的升高。

(3)术中补充液体超荷和升压药应用不当。

(4)吸痰的刺激,吸痰管对口咽、气管隆嵴的刺激,尤其操作粗暴或超时限吸引更易引起患者的呛咳和躁动、挣扎,则使循环系统更趋显著。

(5)其他:如术后寒战,尿潴留膀胱高度膨胀也会引起血压的升高。

对术后持续重度高血压,若不能及时消除其发生原因和必要的处理,则可因心肌耗氧量的增高,而导致左室心力衰竭,心肌梗死或心律失常,高血压危象则可发生急性肺水肿或脑卒中。

2.预防和处理

(1)首先要发现和了解引起高血压的原因,并给以相应的处理,如施行镇痛术,呼吸支持以纠正低氧血症以及计算液体的出入量以减缓输液的速率或输入量。

(2)减少不必要的刺激,使患者处于安静状态。当患者呼吸功能恢复和血流动力学稳定时,应尽早拔除导管,为了减少拔管时的刺激和心血管不良反应,可在操作前 3~5 分钟给予地西泮0.1 mg/kg或美达唑仑 1~2 mg 和 1%利多卡因(1 mg/kg)。有报告在拔管前 20 分钟用 0.02%硝酸甘油 4 $\mu g/kg$。经双鼻孔给药,可防止拔管刺激引起高血压。

(3)药物治疗:由于多数患者并无高血压病史,且在术后 4 小时内高血压能呈缓解,故不必应用长效抗高血压药物。

值得选用的药物:①硝普钠的优点在于发挥药效迅速,且停止用药即可反转。对动脉、静脉壁均有直接的扩张效应。一般多采用持续静脉点滴给药,开始可以 0.5~1.0 $\mu g/(kg \cdot min)$给药达到可以接受的血压水平。但应密切监测动脉的动态,适时调整给药速率。②压宁定若在拔管时给以 0.5 mg/kg,可有效预防当时高血压反应和维持循环功能的稳定。③β 受体阻断剂,如拉贝洛尔和艾司洛尔,前者兼有 α 受体和 β 受体阻断的作用,常用来治疗术后高血压。但对β 受体阻断更为突出,由于负性变力性效应使血压降低。艾司洛尔为超短效 β 受体阻断药,对处理术后高血压和心动过速有效。但因半衰期短应予持续静脉点滴给药,依据血压的反应调节给药速率,相当于 25~300 mg/(kg · min)。④对高龄、体弱或心脏功能差的患者,则可采用硝酸甘油降压。它对心脏无抑制作用,可扩张冠脉血管,改善心肌供血和提高心排血量。停药后血压恢复较缓,且较少发生反跳性血压升高。

(五)急性心肌梗死

1.病因

(1)危险因素:诱发心肌梗死的危险因素如下。①冠心病患者。②高龄患者。③有外周血管疾病者,如存在外周血管狭窄或粥样硬化,则提示冠脉也有相同的病变。④高血压:收缩压≥21.3 kPa(160 mmHg),舒张压≥12.7 kPa(95 mmHg)患者,其心肌梗死发生率为正常人2倍。⑤手术期间有较长时间的低血压。⑥据文献报告,手术时间历1小时的发生率为1.6%,6小时以上则可达16.7%。⑦手术的大小,心血管手术的发生率为16%,胸部为13%,上腹部8%。⑧手术后贫血。

(2)引起心肌耗氧量增加或缺氧的因素:麻醉期间易于引起心肌耗氧量增加或缺氧的因素如下。①患者精神紧张、焦虑和疼痛、失眠,均可致体内儿茶酚胺释放和血内水平升高,周围血管阻力增加,从而提高心脏后负荷、心率增速和心肌耗氧量增加。②血压过低或过高均可影响到心肌的供血、供氧。若在麻醉过程中发生低血压,比基础水平低30%并持续10分钟以上者,其心肌梗死发生率,特别是透壁性心肌梗死明显增加。另一方面,高血压动脉硬化的患者,多伴有心肌肥厚,其发生心内膜下(非Q波形)心肌梗死的机会较多,即使未出现过低血压,也可发生心肌缺血性损伤。③麻醉药物对心肌收缩力均有抑制的效应如氟烷、甲氧氟烷、恩氟烷、异氟烷,且抑制程度随吸入浓度而递增。同时,还应该注意药物对整个心血管和机体代偿机制的影响。④麻醉期间供氧不足或缺氧,势必使原冠状动脉供血不全的心肌的供氧进一步恶化。⑤因麻醉过浅或其他用药引起了心率增快或心律失常。

2.诊断

在全身麻醉药物作用下,掩盖了临床上急性心肌梗死的症状和体征。在全麻期间,如发生心律失常尤其是室性期外收缩,左心室功能衰竭(如急性肺水肿),或不能以低血容量或麻醉来解释的持续性低血压时,都应及时地追查原因。直至排除急性心肌梗死之可能。

心电图的记录仍然是诊断急性心肌梗死的主要依据,尤其是用12导联心电图检查,诊断心肌梗死的依据是Q波的出现(即所谓透壁性心肌梗死),以及S-T段和T波的异常,非透壁性则可不伴有Q波的出现。同时应进行血清酶的检查,如谷草转氨酶、乳酸脱氢酶和磷酸肌酸激酶;但酶水平的升高多出现在头24小时,对即时的诊断仍帮助不大。近年提出的测定血内心肌肌钙蛋白T,肌钙蛋白(Tn)包括3个亚单位,即肌钙蛋白C(TnC)肌钙蛋白I(TnI)和肌钙蛋白T(TnT)。当心肌细胞缺血时,细胞内pH下降,激活蛋白溶解酶使心肌结构蛋白,透过细胞膜进入循环。测定cTnT的优点在于:在心肌梗死3小时左右开始升高,12~24小时呈峰值,可持续5天以上;对诊断急性心肌梗死的敏感度高达98%~100%。

3.预防

对手术患者,特别是有高血压或冠状动脉供血不足的患者,要力求心肌氧供求的平衡,在降低氧耗的同时,还要提高供氧,如减轻心脏做功(高血压的治疗),改善和保持满意的血流动力学效应(如麻醉方法选择、纠正心律失常、洋地黄化等);提高供氧如纠正贫血以提高携氧能力,保持满意的冠状动脉灌注压和心舒间期。术前对患有心肌供血不足患者应给以必要药物治疗和镇静药。对心肌梗死患者的择期手术,尽量延迟到4~6个月以后再施行,如此可把再梗死的发生率降至15%,两者相距的时间越短,则再发率越高。再发心肌梗死患者的死亡率可高达50%~70%。

4.处理

(1)麻醉期间或手术后心肌梗死的临床表现很不典型,主要依据心电图的提示和血流动力学的改变,宜及时请心血管专科医师会诊和协同处理。

(2)必不可少的血流动力学监测如平均动脉压、中心静脉压、体温、尿量,以及漂浮导管置入,以便进一步了解肺动脉压、肺毛细血管楔压和左室舒张末压等。

(3)充分供氧,必要时行机械性辅助呼吸。

(4)暂停手术,或尽快结束手术操作。

(5)应用变力性药物如多巴胺、去甲肾上腺素以保持冠状动脉血液灌注。近年有推荐用多巴酚丁胺具有较强的变力性效应,对变时性和诱发心律失常要比异丙肾上腺素少见。变力性药物可使心肌耗氧量增加,如并用血管扩张药硝酸甘油或硝普钠,不仅可降低心肌氧供量,且将提高心脏指数和降低已升高的左室舒张末压。

(6)应用辅助循环装置-主动脉内囊扶助即反搏系统,通过降低收缩压,减少左室做功,使心肌耗氧量随之下降,同时还增加舒张压,有利于冠状动脉血流和心肌供氧。

(7)其他对症治疗,如应用镇静和镇痛药(罂粟碱或吗啡)。

(六)躁动

1.引起术后患者躁动的因素

引起术后患者躁动的因素是多方面的,如下所述。

(1)躁动多见于儿童和年轻人,但儿童和老年人对疼痛的体验要比中年人差些。有脑疾患、精神病病史者是术后发生谵妄、躁动的危险因素。

(2)因低氧血症、高碳酸血症和胃胀气,以及尿潴留膀胱膨胀等也都可引起躁动,故临床上应细心观察,排除这些可能潜在的因素。

(3)术前药物如仅用东莨菪碱、吩噻嗪类或巴比妥类而没有并用麻醉性镇痛药,则可增加术后兴奋和躁动的发生率,应用毒扁豆碱当可反转东莨菪碱引起的躁动。其他的药物如氯胺酮、异丙酚、依托咪酯等亦可引起躁动。因氯胺酮引起噩梦和幻觉等精神反应多伴有兴奋、精神错乱、欣快和恐惧感,在成人中的发生率为10%~30%。尤其是单用氯胺酮时则更趋增加。采用苯二氮䓬类药如地西泮或美达唑仑治疗,则可减轻或消除此急性精神反应。

(4)若术前和术中未用过麻醉性镇痛药,则在术毕更需要即时给予镇痛药。不同的麻醉方式似对总的镇痛药的需求不发生影响。

2.预防和处理

(1)维持合适的麻醉深度、充分的术后镇痛,保持充分通气供氧和血流动力学的稳定,避免不良的刺激,外环境的安静对患者平稳的恢复也很重要。

(2)消除引起躁动的因素,包括减少或即时拔除有创性各种导管和引流管刺激,定时地变动患者体位不仅有利于呼吸功能改善,且避免长时间固定体位的不适。必要时适当地应用镇痛药和镇静药。

(3)防止因躁动引起的患者自身的伤害,定时进行动脉血气分析,以免发生低氧血症或 CO_2 的潴留。

(七)恶性高热

1.发病诱因

(1)易于诱发恶性高热的药物:易于诱发恶性高热的药物,最常见的为氟烷和琥珀胆碱。此外,还有地氟烷、异氟烷、安氟烷、七氟烷、环丙烷和乙醚等。就易感患者而言,其他某些药物仍有诱发恶性高热之可能。同时与麻醉时间长短、麻醉前用药,高浓度全麻药要比低浓度的严重,以及麻醉前交感神经系统的状态如精神紧张、焦虑亦有相关。

(2)其他因素的影响:①如刚从事体力活动或运动后,气温高或伴发感染引起体温升高者,均促使发病迅速而险恶。②恶性高热患者或家族内其他成员常存在有肌肉性疾患如先天性骨骼肌畸形,因肌力失衡而引起的脊柱侧弯、前凸、后凸,以及肌肉抽搐、睑下垂和斜视等。

2.病因及病理生理

恶性高热(MH)是一种肌病,其亚临床表现为细胞内调节发生急性失控。在正常生理情况下,终板去极化波经横贯小管(简称 T 管)传导至肌浆网而引起 Ca^{2+} 的释放。在小管膜存在二氢吡啶受体(DHPR),使 T 管膜和肌浆网膜在功能上连接。DHPR 和罗丹纳(Ry1)受体间物理性连接,使信号能经三者连接处传递,引起 Ca^{2+} 释放来激活肌肉收缩的装置。细胞内 Ca^{2+} 的增高可消除肌钙蛋白对收缩蛋白的抑制,使肌肉发生收缩。继而细胞 Ca^{2+} 泵又迅速地将 Ca^{2+} 输回肌浆网,当恢复其浓度(小于机械阈值)则引起肌肉松弛。无论是肌肉收缩或是松弛均需要消耗能量 ATP。

对强效吸入全麻药和去极化肌松药的反应,MH 受累的肌肉要比正常肌肉更为显著,迅速增加有氧代谢和耗氧量,氧耗提高 3 倍,血乳酸水平增加 15～20 倍和酸碱平衡的失调。早期还表现于肌细胞内 Ca^{2+} 浓度增高,以及引自肌肉静脉血的 pH 和 PO_2 下降,PCO_2、乳酸、K^+ 和温度的升高。急性发作时热的产生,是来自有氧代谢、糖酵解、H^+ 的中和作用和高能磷酸化合物的水解包括离子输送与收缩-松弛作用。

3.临床表现

(1)早期表现:①麻醉诱导时,应用琥珀胆碱后不仅不出现肌肉成束收缩和肌肉松弛,反而出现肌强直,肌强直先从颌面部开始,以致气管插管发生困难,继而扩展到全身骨骼肌、腹肌,以至关节不能活动。这种肌强直也可持续 1～3 分钟而自行缓解;若继续进行麻醉则恶性高热可在数分钟内出现,也可延至数小时才发生。②手术麻醉过程中,患者体温骤升(>40 ℃),触其皮肤感到热烫,可能是首先发现的体征。③呼吸深而快,由于呼出大量热气(CO_2)使碱石灰迅速变热,即使更换在数分钟内又发热如初。呼气末 CO_2 显著升高,可能是急性发作最早的体征。若行控制性呼吸,挤压气囊感到费力。④皮肤呈斑状潮红并迅速转为发绀,手术野血色呈暗红。⑤早期血压升高或波动明显,脉搏有力。⑥心动过速与心律失常。麻醉过程出现任何不能解释的心率失常,都应严密观察以排除恶性高热的可能。

(2)晚期表现:①因肌肉过度强直而呈角弓反张。②持续进展性高热,体温可达 46 ℃,集中于骨骼肌和肝脏的产热更显过多。③凝血的异常,手术野呈出血、渗血的倾向。④左心衰竭,急性肺水肿,神志昏迷。⑤少尿,或出现肌红蛋白尿,肾功能衰竭。

(3)生化改变。①动脉血气分析:低氧血症,$PaCO_2$ 升高可达 13.3 kPa

(100 mmHg),pH 下降(<7.00),并迅速转成混合型酸中毒。②血电解质检查呈高血钾、高磷血症,血钙先升高后下降,甚至低于正常水平。③肌酸激酶(CK)异常升高(>2 000 IU/L),在发病后 12~24 小时血内达到峰值,主要是CK-BB同工酶增高,而不是 CK-MM 的增加。同时,乳酸脱氢酶和谷丙转氨酶也升高。④血小板减少,可出现弥散性血管内凝血。有报告指出,高钙血症常是暴发性恶性高热患者致死的原因。

(4)急性危象后的表现:①肌肉疼痛可持续数天至数周,并有肌肉肿胀。②中枢神经系统的损害,可遗留有四肢麻痹、失明、耳聋等。③肾功能障碍。④有的患者虽渡过急性危象期,但经数小时后又复发而死亡。

4.处理

(1)立即停用一切麻醉药和终止手术,用纯氧进行过度通气,排出 CO_2。

(2)积极降温包括体表冷却降温,若是开腹或开胸手术,可用冷却的生理盐水反复进行胸腹腔冲洗;更有效的方法是行体外循环,利用变温器进行血液降温。为了避免意外的低温,体温保持在 38~39 ℃即可。

(3)纠正代谢性酸中毒,可先给以 5%碳酸氢钠溶液 2~4 mL/kg,待进一步动脉血氧分析的结果后做进一步用药。

(4)先前曾认为酰胺类局麻药如利多卡因是禁用于 MH,因为它可增加肌浆网 Ca^{2+} 的释出,使病情更加恶化。但目前已证实这种作用是微弱的,只当利多卡因的剂量达 2 g 左右才使 SR 释出微量(mmol 级)的 Ca^{2+}。

(5)补充液体和利尿,可在 45~60 分钟内静脉输入冷却的乳酸钠复方生理盐水 1500~2500 mL,并用 20%甘露醇或呋塞米静脉输入,尿量保持在 2 mL/(kg·h)以上。

(6)应用较大剂量的地塞米松或氢化可的松。

(7)应用拮抗骨骼肌挛缩的药物——丹曲林(硝苯呋海因),目前对其诱发肌肉松弛的真正机制还不完全了解,但仍是治疗 MH 肌挛缩最有效的药物。它的作用是减少自 SR 释放出 Ca^{2+},并拮抗受累肌肉 Mg^{2+} 抑制作用的降低。不同学者对丹曲林结合部位有着不同的意见:即结合于 T 小管膜或是肌纤膜,是与 Ry1 蛋白直接结合,抑或是与其辅助蛋白结合等。

(8)加强观察和监测,如体温、心电图、CVP、动脉压、动脉血气分析、呼吸和呼气末 CO_2,以及电解质和凝血的检查。注意尿量和肌红蛋白尿的出现可能。

(9)其他支持疗法和预防感染。

(八)全麻后苏醒延迟

全身麻醉包括吸入性、静吸联合、全凭静脉麻醉在停止给药后,患者一般在60~90分钟当可获得清醒,对指令动作、定向能力和术前的记忆得以恢复。若超过此时限神志仍不十分清晰,可认为全麻后苏醒延迟。苏醒时间除了与患者个体生理和病理状态有关外,还与麻醉药血/气分配系数和肺泡通气功能直接相关,患者肺泡通气不足则是苏醒延迟最常见的原因。还与麻醉前用药,诱导和维持麻醉的药物,联合的用药如阿片类、肌松药、神经安定药的剂量和持续时间等也是影响因素。但对苏醒延迟还应该考虑其他影响的因素,以排除电解质平衡失调、伴发疾病或并发症引起神志昏迷之可能,及时予以生命支持和纠正。

1.药物作用时间的延长

用药过量,仍是全麻后苏醒延迟的最常见原因。若按体重计算的药物剂量未必过大,但由于患者伴有低蛋白血症,使血液内游离的药物水平增高而出现抑制的深化。在相同吸入浓度下,控制性呼吸要比自主呼吸更易于加深麻醉。为了避免麻醉过浅,频繁追加美达唑仑或阿片类药物。在静吸麻醉中,应用美达唑仑苏醒时间要比异丙酚延迟。在诸因素中药物消除排出时间的延长,也是常见的原因。如脂溶性强的吸入药如甲氧氟烷、氟烷自体内排出时间>异氟烷、安氟烷>地氟烷,且苏醒也与麻醉持续时间成正比。手术后通气不足,减少了肺泡内与静脉内麻醉药张力的梯度,使药物排出时间延长。

如高龄、营养不良,低温或多种药物的并用都将影响肝代谢功能,降低药物在肝内代谢的速率。又如氯胺酮在肝内生物转化影响着对中枢神经系统的效应,因此肝功能异常患者也使其苏醒延迟。同样,肾功能障碍患者使非极化肌松药作用延长。

2.代谢性疾病

全身代谢性紊乱会引起麻醉后期的中枢神经系统的抑制,故应与麻醉药的残留效应相鉴别。另一方面,代谢性脑病也将提高对抑制性药物的敏感性。

低氧症、高碳酸血症和酸中毒常见于手术麻醉的后期,此时患者可能以恢复自主呼吸,但通气量却显得不足,而麻醉人员也易失于严密的观察。特别与如下因素有关:患者因素(>60岁、糖尿病和肥胖体形);外科因素(急症手术且>4小时的手术时间);麻醉因素[如麻醉用药、以硫喷妥钠诱导或芬太尼>2.0 g/(kg·h)]。这些因素不仅影响呼吸功能的恢复,也延缓了吸入麻醉药的排出。某些慢性肺部疾病患者可因吸入高浓度氧而出现高碳酸血症,发生 CO_2 麻醉而不伴有低氧症。

肝、肾功能障碍都会影响到全麻后的苏醒时间,将延长巴比妥类的睡眠时间;对严重肝功损害患者即使用正常剂量的吗啡,也会诱发昏迷之可能。还有甲状腺功能低下或肾上腺功能严重障碍患者,也将延迟患者的苏醒时间。

此外,还应该注意糖尿病患者发生低血糖性昏迷,尽管在手术和麻醉的应激下易于发生高糖血症。但由于应用胰岛素和口服抗血糖药物作用时间的重叠,或由于禁食和术中过度限制含糖溶液的输入而造成低血糖,造成神志昏迷和代谢性酸中毒。所以在手术过程中,监测患者的尿糖和血糖是很重要的。另一重要的代谢性脑病是高糖高渗性非酮症昏迷,此综合征在临床上并不多见,若不及时地诊断和治疗,其死亡率仍在 50% 左右。患者并无糖尿病史,但多伴有严重疾病,如脓毒症、胰腺炎或肺炎等,或进行过腹膜透析或血液透析,加之静脉输入大量高渗性葡萄糖液或静脉高营养,有时因输入高渗性甘露醇加速其利尿脱水。除了患者临床表现和用药史外,实验室内检查也是诊断的重要依据。血糖水平 >33.3 mmol/L,血浆容量渗克分子浓度明显升高,但无酮体出现;常存在氮血症和低钾血症。一般发病缓慢,在手术麻醉后期发生昏迷。确诊后,可用常规胰岛素 50 U 静脉注射,初步降低血糖水平,若血糖水平下降过快,则有可能发生急性脑水肿。纠正脱水则输入大量 0.45% 生理盐水,补充钾以利于细胞利用葡萄糖。

3.中枢神经系统损伤

全麻后苏醒的延迟或神志昏迷,可能由于大脑缺血缺氧,脑出血或脑栓塞引起的损害。

脑缺血,多与原来患者的疾病有关,如糖尿病、高血压和脑血管疾病,尤其是老年病。所以进行控制性低血压过程,其降压幅度不宜过大(大于原水平的 30%~60%)、降压速率和低血压持续时间也不宜太快太长。头高位(<30°)或坐位时,加之血容量不足更易引起脑缺血。此外,其他不当的体位如颈极度屈曲或后仰,以及旋转,甚至手术器械的牵拉等都会影响到椎血管或颈部血流的供应,而导致脑的缺血缺氧。

脑出血、脑栓塞(包括气栓)的发生,或有抗凝血治疗、高血压和脑心脏手术的病史;待麻醉药作用消除后,可出现神经系统损伤定位体征。当然,进行颅脑 X 线摄片,CT 或磁共振扫描是确诊的重要依据。

处理原则:①支持疗法,无论何种原因引起的苏醒延迟,首先是保持充分的通气(包括机械性通气),补充血容量的不足,保持电解质的平衡。②实验室检查:包括血清 K^+、Na^+、Cl^- 水平,血糖、酮体;动脉血气分析以及尿常规(尿糖、酮体)。若有异常,则可行纠正——采用相应治疗。③若是吸入性药物麻醉过深,在停止给药并保持充分通气后,当可逐渐苏醒,不必盲目应用呼吸兴奋药。若疑为麻醉性镇痛药和肌松药联合用药的残留作用,除了进行肌松的监测外,一般可先拮抗麻醉性镇痛药(如钠洛酮)的效应,随后再拮抗肌松药的残留效应。④可请内分泌或神经科有关专业医师进行会诊与治疗。

第二节　椎管内麻醉

一、椎管内麻醉的解剖与生理

(一)解剖学基础

1.脊柱

脊柱位于躯干背侧部中央,成年男性长约 70 cm,女性长约 65 cm,构成人体的中轴。脊柱由各椎骨以及椎间盘、椎间关节、韧带等所构成。椎骨共 33 块,其中包括 7 节颈椎(简称 C)、12 节胸椎(简称 T)、5 节腰椎(简称 L)、融合成一块的 5 节骶椎(简称 S)和 4 节尾椎。脊椎的两个椎弓根向后侧突出与两个椎板相连形成椎孔,椎孔内包含脊髓、脊神经和硬膜外间隙。椎板进一步向两侧突出形成横突,向后突起形成棘突。椎弓根有上下切迹,相互连接形成椎间孔,脊神经从此孔发出。

骶椎通常融合成一块大的骶骨,但每节骶椎均保留了相互分离的骶前孔和骶后孔。正常情况下,S_5椎板与全部或部分 S_4 不发生融合,留有一个尾部开口于椎管,称为骶管裂孔。4 个残存的尾椎融合成尾骨,尾骨呈窄三角形与骶管裂孔相连。尾骨尖通常可以在臀裂的近端触及,将手指沿尾骨光滑的表面向头侧滑动,最先触及的骨性突起即为骶骨角。

成人脊柱呈 4 个弯曲,分别称为颈曲、胸曲、腰曲和骶曲,其中颈曲和腰曲向前凸,胸曲和骶曲向后凸起。当仰卧位时,脊柱最高点位于 L_3 和 C_3,最低点位于 T_6 和骶部。脊柱的生理弯曲对于椎管内麻醉时局部麻醉药液的扩散有重要影响。

椎体定位对于椎管内麻醉时选择正确的穿刺间隙非常重要。从颈后由上向下第一个触到的最突起的骨性标志是 C_7 棘突,两侧肩胛冈的连线与脊柱交点相当于 T_3 棘突,两侧肩胛角连线与脊柱交点相当于 T_7 棘突,T_{12} 可通过第 12 肋骨定位,两髂嵴连线与脊柱交点为 L_4 棘突或 $L_{3\sim4}$ 间隙。

2.韧带

全部椎体由 5 条韧带固定,即棘上韧带、棘间韧带、黄韧带、前纵韧带和后纵韧带。棘上韧带是连于棘突尖的纵长纤维束,在第 7 颈椎以上部分称项韧带;当脊柱过度前曲时,可损伤此韧带,以腰部多见,从而导致腰痛;椎管穿刺若用钝针直入进针,则针尖抵此韧带后往往滑开,不易刺入;老人棘上韧带可能骨化,则应采取旁正中入路,避开骨化的韧带。棘间韧带位于相邻两棘突间,前接黄韧带,后续棘上韧带。黄韧带又称弓间韧带,是结缔组织膜,从上位椎弓板的下缘和内面连至下位椎弓板上缘和外面,参与围成椎管的后壁和后外侧壁;黄韧带厚 $0.2\sim0.3$ cm,颈段薄而宽,胸段窄而稍厚,腰段最厚;椎管内麻醉需穿经此韧带方达椎管,刺入黄韧带时的阻力骤增感和刺穿黄韧带后的阻力消失感均较显著,常以此作为判断是否刺入硬膜外间隙的依据之一;两侧韧带间在中线处有一窄隙,有小静脉穿过;随年龄增长,黄韧带可出现增生肥厚,弹性减退,甚至钙化,以腰段多见,常导致腰椎管狭窄,压迫马尾,引起腰腿痛。后纵韧带位于椎体和椎间盘后方,上自枢椎,下至骶骨,窄细而坚韧,与椎体边缘和椎间盘连接紧密,而与椎体连接疏松;有防止椎间盘向后突出和限制脊柱过度前屈的作用;有时后纵韧带可骨化肥厚,向后压迫脊髓。前纵韧带位于椎体和椎间盘前方,上自枕骨的咽结节,向下经寰椎前结节及各椎体的前面,止于 S_1、S_2 前面,宽而坚韧,与椎体边缘和椎间盘连接紧密,有防止椎间盘向前突出和限制脊柱过度后伸的作用。

3.脊髓被膜

(1)硬脊膜:硬脊膜由随机排列的胶原纤维和按纵行及环形排列的弹性纤维组成,厚而坚韧,穿刺后不易马上闭合,常致脑脊液外溢。硬脊膜套在脊髓周围,形成一长筒状的硬脊膜囊。上方附于枕骨大孔周缘,与硬脑膜相续,向下在平 S_2 高度形成一盲端,并借终丝附于尾骨。硬膜囊两侧伸出筒状鞘膜分别包被脊神经前根和后根,形成硬根膜。

(2)蛛网膜:蛛网膜衬于硬脊膜内面,薄而半透明,是柔软的非血管膜,由多层的扁平细胞构成,在扁平细胞层之间由纤维结缔组织穿行相连。蛛网膜细胞之间相互连接非常紧密,上下交错,构成生理屏障。向上与脑蛛网膜相续,向下在平 S_2 高度成一盲端。在两侧,随硬根膜延长包绕脊神经根,称为根蛛网膜。蛛网膜还向外面发出一些细小囊状突起,可穿过硬脊膜,突入硬脊膜外隙的静脉内,即蛛网膜绒毛。

(3)软脊膜:软脊膜与脊髓表面紧密相贴,并深入其沟裂内,由一薄层结缔组织细胞和散在的胶原构成,由软膜隔深入脊髓,并含有许多神经纤维和小血管,小血管可直接伸入脊髓。在脊髓两侧面,软脊膜形成多个纤维带状结构并横跨蛛网膜下腔附着于硬脊膜的内壁上,称之为齿状韧带,起固定和缓冲脊髓作用。软脊膜于脊髓圆锥处向尾端延续形成终丝。终丝上 3/4 部分被马尾神经包绕,称为内终丝;下 1/4 部分被硬脊膜所包绕,称为外终丝。终丝末端附着于第一或第二尾骨背面的骨膜上。软脊膜在脊神经处延续成神经内膜。

4.被膜间隙

(1)硬膜外间隙:硬膜外间隙位于椎管内壁和硬脊膜之间。此隙上端起自枕骨大孔,下端终于骶管裂孔,由于硬脊膜附于枕骨大孔边缘,故此隙与颅腔不相通。硬膜外间隙被脊神经根分为前、后二隙。前隙窄小,后隙较大。在中线上,前隙常有疏松结缔组织连于硬脊膜和后纵韧带,后隙常有纤维中隔连于椎弓板与硬脊膜后面。这些结构以颈段和上胸段出现率较高,且较致密,并可将前、后二隙再分成两部分,这是导致硬膜外麻醉有时出现单侧麻醉或麻醉不全的解剖学基础。骶段硬膜外隙上大下小,前宽后窄,硬脊膜紧靠椎管后壁,间距为 1.0～1.5 mm。硬膜囊平 S_2 高度变细,裹以终丝,其前、后方有纤维索将之连于骶管前、后壁上,集合较紧,似有中隔作用,且腔内充满脂肪,这可能是骶管麻醉亦会出现单侧麻醉的原因。

硬膜外间隙一般呈负压状态,针穿入此间隙后因负压而有抽空感。硬膜外间隙的总容量约为 100 mL,其中骶管的容量为 20～30 mL。硬膜外间隙内最常见的物质是脂肪,主要分布在后、侧面;前面和侧面有丰富的静脉,而后面的血管很少。

(2)硬膜下隙:硬膜下隙是位于硬脊膜与蛛网膜之间的潜在腔隙,仅由少量浆性组织液分隔。椎管内麻醉时药液可能会注入此间隙,产生与预期不一致的麻醉作用。

(3)蛛网膜下腔:蛛网膜下腔位于蛛网膜和软脊膜之间,内含脑脊液。向上经枕骨大孔与颅内相应的间隙相通,向下达 S_2 高度,向两侧在脊神经根周围形成脊神经周围隙。蛛网膜下腔在 L_1 至 S_2 高度扩大,称终池。池内由腰、骶神经根构成的马尾和软脊膜向下延伸的终丝。

5.脊髓及脊神经

脊髓的外观呈扁圆柱形,成人一般长为 40～45 cm,位于椎管内。脊髓上端在枕骨大孔水平与延髓相连接,下端逐渐变细,呈圆锥形,称之为圆锥。成年人圆锥平 L_1 下缘。脊髓全长粗细不均,在颈腰两处特别膨大,分别称之为颈膨大和腰膨大。颈膨大由 $C_4 \sim T_1$ 组成，以平 C_6 处的颈脊髓节段最明显，由与上肢复杂的神经功能有关的神经元及神经纤维聚集而形成。腰膨大由 $T_{12} \sim S_1$ 组成，其中以平第一腰椎处的 L_4 节段最明显，腰膨大的形成与下肢复杂功能相关的神经元及神经纤维的聚集有关。

脊髓共发出 31 对脊神经，即颈神经 8 对、胸神经 12 对、腰神经 5 对、骶神经 5 对和尾神经 1 对。脊神经除第 1 对通常无后根外，每对脊神经由前、后两神经根在椎间孔附近合并而成。前根为运动神经，后根为感觉神经。脊神经呈节段性分布，主要传导与躯干、四肢运动和各种感觉有关的冲动。与每对脊神经相连的一段脊髓称之为脊髓节段，故整个脊髓亦可分为与脊神经相对应的 31 个节段。

在胚胎发育过程中，脊髓长度生长速度慢于椎管生长速度。胚胎发育第 3 个月后，两者距离逐渐加大，到出生时，脊髓下端平 L_2 水平。成人脊髓的尾端基本位于 L_1 水平，但约有 30% 的人脊髓终止于 T_{12}，还有约 10% 的人脊髓可能延伸至 L_3 水平。由此可见，脊髓节段与相应的椎骨位置不一致，表 1-3 显示脊髓节段和相应椎骨之间的关系。

表 1-3　脊髓节段和相应椎骨之间的关系

脊髓	椎体	棘突
C_4	C_3	C_3
C_8	C_6	C_6
T_2	T_1	T_1
T_5	T_4	T_3
T_8	T_7	T_6
T_{12}	T_{10}	T_9
L_5	L_1	T_{12}
S	$L_{1 \sim 2}$	$T_{12} \sim L_2$
马尾	L_3	L_3
硬膜囊下端	S_2	

脊髓和脊神经根的血供由单个的脊髓前动脉和成对的脊髓后动脉供应。脊髓前动脉供应脊髓前 2/3 区域，两根脊髓后动脉供应脊髓后 1/3 区域。脊髓的静脉分布和动脉大致相同，有 6～11 对前静脉和 5～10 对后根静脉。脊髓的静脉回流首先到根静脉，再通过硬膜外的椎管内静脉丛与脊柱的静脉系统相沟通，向上与颅内基底静脉相吻合，最后回流到椎静脉、肋间静脉、腰骶静脉丛与奇

静脉及腔静脉相通。椎静脉丛内的静脉无静脉瓣,当胸、腹腔压力增高时,静脉可反流。

(二)生理学基础

1.蛛网膜下腔阻滞的生理

蛛网膜下腔阻滞是通过腰穿,把局麻药注入蛛网膜下腔的脑脊液中,从而产生的阻滞。尽管有部分局麻药浸溶到脊髓表面,但局麻药对脊髓本身的表面阻滞作用不大。现在认为,蛛网膜下腔阻滞是通过脊神经根阻滞,离开脊髓的脊神经根未被神经外膜覆盖,暴露在含局麻药的脑脊液中,通过背根进入中枢神经系统的传入冲动及通过前根离开中枢神经系统的传出冲动均被阻滞。因此,脊麻并不是局麻药作用于脊髓的化学横断面,而是通过脑脊液阻滞脊髓的前根神经和后根神经,导致感觉、交感神经及运动神经被阻滞。Cohen 将^{14}C 标记的普鲁卡因或利多卡因注入蛛网膜下腔,发现脊神经根和脊髓都吸收局麻药,进一步证实了局麻药的作用部位,而且脊神经根的局麻药浓度,后根高于前根,因后根多为无髓鞘的感觉神经纤维及交感神经纤维对局麻药特别敏感,前根多为有髓鞘的运动神经纤维,对局麻药敏感性差,所以局麻药阻滞顺序先从自主神经开始,次之感觉神经纤维,而传递运动的神经纤维及有髓鞘的本体感觉纤维最后被阻滞。具体顺序为:血管舒缩神经纤维→寒冷刺激→温感消失→对不同温度的辨别→慢痛→快痛→触觉消失→运动麻痹→压力感觉消失→本体感觉消失。消退顺序与阻滞顺序则相反。交感神经阻滞总是先起效而最后消失,因而易造成术后低血压,尤易出现直立性低血压,故术后过早改变患者体位是不恰当的。交感神经、感觉神经、运动神经阻滞的平面并不一致,一般说交感神经阻滞的平面比感觉消失的平面高 2～4 神经节段,感觉消失的平面比运动神经阻滞平面高 1～4 节段。

2.硬膜外阻滞的作用机制

局麻药注入硬膜外间隙后,沿硬膜外间隙进行上下扩散,部分经过毛细血管进入静脉;一些药物渗出椎间孔,产生椎旁神经阻滞,并沿神经束膜及软膜下分布,阻滞脊神经根及周围神经;有些药物也可进入根蛛网膜下腔,从而阻滞脊神经根;尚有一些药物直接透过硬膜及蛛网膜,进入脑脊液中。所以目前多数意见认为,硬膜外阻滞时,局麻药经多种途径发生作用,其中以椎旁阻滞、经根蛛网膜绒毛阻滞脊神经根以及局麻药通过硬膜进入蛛网膜下腔产生延迟的脊麻为主要作用方式。鉴于局麻药在硬膜外腔中要进行多处扩散分布,需要比蛛网膜下腔阻滞大得多的容量才能导致硬膜外阻滞,所以容量是决定硬膜外阻滞量的重要因素,大容量局麻药使阻滞范围广。而浓度是决定硬膜外阻滞质的重要因素,高浓度局麻药使神经阻滞更完全,包括运动、感觉及自主神经功能均被阻滞。相反可通过稀释局麻药浓度,获得分离阻滞,这种分离阻滞尤其适用于术后镇痛,即仅阻滞感觉神经而保留运动神经功能。硬膜外阻滞可在任何脊神经节段处穿刺,通过调节局麻药的量和浓度来达到所需的阻滞平面和阻滞程度。

3.椎管内麻醉对机体的影响

椎管内麻醉,无论是蛛网膜下腔阻滞还是硬膜外阻滞,均是通过阻滞脊神经,从而阻滞交感、感觉、运动神经纤维。椎管内麻醉对全身系统的影响,主要取决于阻滞的范围及阻滞的程度。

(1)对循环系统的影响:局麻药阻滞胸腰段($T_1 \sim L_2$)交感神经血管收缩纤维,产生血管扩张,继而发生一系列循环动力学改变,其程度与交感神经节前纤维被阻滞的平面高低相一致,表现为外周血管张力、心率、心排血量及血压均有一定程度的下降。外周血管阻力下降系由阻力血管及容量血管扩张所致。心率减慢系由迷走神经兴奋性相对增强及静脉血回流减少,右房压下降,导致静脉心脏反射所致;当高平面阻滞时,更由于心脏加速神经纤维被抑制而使心率减慢加重。心排血量的减少与以下机制有关:①$T_{1 \sim 5}$脊神经被阻滞,心脏的交感张力减小,使心率减慢,心肌收缩性降低。②静脉回心血量减少。低平面阻滞时,心排血量可下降16%,而高平面阻滞时可下降31%。心排血量下降,使血压降低,产生低血压。如果阻滞平面在T_5以下,循环功能可借上半身未阻滞区血管收缩来代偿,使血压降低幅度维持在20%以下。血压下降的程度与年龄及阻滞前血管张力状况有关,例如老年人或未经治疗的高血压的患者,血压降低的幅度更为明显。

硬膜外阻滞与蛛网膜下腔阻滞对血压的影响与给药方式及麻醉平面有关,但与阻滞方法本身无关。一般说来连续硬膜外阻滞对血压的影响是逐渐的、温和的,但单次大剂量注入局麻药对血压的影响亦较大,有报道表明10 mg 丁卡因脊麻与同一穿刺点的1.5%利多卡因20~25 mL硬膜外阻滞,后者血压降低的幅度更大。椎管内麻醉时由于单纯交感神经阻滞而引起的血压下降幅度有限,可能在临床上仅出现直立性低血压,治疗时需把患者体位调整为头低位,妊娠后期的患者把子宫推向一侧减轻子宫对腔静脉压迫以增加回心血量。但如果合并血管迷走神经过分活跃,患者可迅速出现严重的低血压甚至心脏骤停,这种情况仅见于清醒的患者而不会见于接受全麻的患者。下腔静脉阻塞或术前合并有低血容量的患者,椎管内麻醉也容易导致严重的低血压。椎管内麻醉引发的低血压是由交感神经阻滞所致,可用拟交感药物来处理。

(2)对呼吸系统的影响:椎管内麻醉对呼吸功能的影响,取决于阻滞平面的高度,尤以运动神经阻滞范围更为重要。高平面蛛网膜下腔阻滞或上胸段硬膜外阻滞时,运动神经阻滞导致肋间肌麻痹,影响呼吸肌收缩,可使呼吸受到不同程度的抑制,表现为胸式呼吸减弱甚至消失,但只要膈神经未被麻痹,就仍能保持基本的肺通气量。如腹肌也被麻痹,则深呼吸受到影响,呼吸储备能力明显减弱,临床多表现不能大声讲话,甚至可能出现鼻翼翕动及发绀。有时虽然阻滞平面不高,但术前用药或麻醉辅助药用量大,也会发生呼吸抑制。此外,尚需注意因肋间肌麻痹削弱咳嗽能力,使痰不易咳出,有阻塞呼吸道的可能。有关硬膜外阻滞对支气管平滑肌的影响,存在意见分歧。一般认为支配支气管的交感神经纤维来自 $T_{1\sim6}$,上胸段硬膜外阻滞引起相应节段的交感神经麻痹,迷走神经兴奋性增强,可出现支气管痉挛,但有文献报道用硬膜外阻滞治疗顽固性哮喘,取得缓解的效果。

(3)对胃肠道的影响:椎管内麻醉另一易受影响的系统为胃肠道。由于交感神经被阻滞,迷走神经兴奋性增强,胃肠蠕动亢进,容易产生恶心呕吐。据报道,有 20% 以上的患者术中出现恶心呕吐。由于血压降低,肝脏血流也可能减少,肝血流减少与血压降低有一定关系但不成正比。硬膜外阻滞时胃黏膜内 pH 升高,术后持续应用硬膜外阻滞对胃黏膜有保护作用。

(4)对肾脏的影响:肾功能有较好的生理储备,椎管内麻醉时虽然肾血流减少,但没有临床意义。椎管内麻醉使膀胱内括约肌收缩及膀胱逼尿肌松弛,使膀胱排尿功能受抑制导致尿潴留,患者常常需要使用尿管。

二、蛛网膜下腔阻滞

(一)阻滞特点

蛛网膜下间隙中由于有脑脊液间隙的存在,局麻药注入后立即与脑脊液混合并扩散,再加蛛网膜下间隙中的神经根无鞘膜,包括局麻药很易与之结合并产生麻醉作用。这些特点决定着蛛网膜下腔阻滞的性能及其临床表现。

(二)适应证和禁忌证

一种麻醉方法的适应证和禁忌证都存在相对性,蛛网膜下腔阻滞也不例外。在选用时,除参考其固有的适应与禁忌外,还应根据麻醉医师自己的技术水平、患者的全身情况及手术要求等条件来决定。

1.适应证

(1)下腹部手术:下腹部手术,如阑尾切除术、疝修补术。

(2)肛门及会阴部手术:肛门及会阴部手术,如痔切除术、肛瘘切除术、直肠息肉摘除术、前庭大腺囊肿摘除术、阴茎及睾丸切除术等。

(3)盆腔手术:盆腔手术,包括一些妇产科及泌尿外科手术,如子宫及附件切除术、膀胱手术、下尿道手术及开放性前列腺切除术等。

(4)下肢手术:下肢手术,包括下肢骨、血管、截肢及皮肤移植手术,止痛效果可比硬膜外阻滞更完全,且可避免止血带不适。

2.禁忌证

(1)精神病、严重神经官能症以及小儿等不能合作的患者。

(2)严重低血容量的患者:此类患者在脊麻发生作用后,可能发生血压骤降甚至心搏骤停,故术前访视患者时,应切实重视失血、脱水及营养不良等有关情况,特别应衡量血容量状态,并仔细检查,以防意外。

(3)凝血功能异常的患者:凝血功能异常者,穿刺部位易出血,导致血肿形成及蛛网膜下腔出血,重者可致截瘫。

(4)穿刺部位有感染的患者:穿刺部位有炎症或感染者,脊麻有可能将致病菌带入蛛网膜下腔引起急性脑脊膜炎的危险。

(5)中枢神经系统疾病,特别是脊髓或脊神经根病变者,麻醉后有可能后遗长期麻痹,疑有颅内高压患者也应列为禁忌。

(6)脊椎外伤或有严重腰背痛病史者,禁用脊麻。脊椎畸形者,使解剖结构异常,也应慎用脊麻。

(三)穿刺技术

1.穿刺前准备

(1)麻醉前用药:麻醉前用药用量不宜过大,应让患者保持清醒状态,以利于进行阻滞平面的调节。常于麻醉前1小时肌内注射苯巴比妥钠 0.1 g(成人量),阿托品或东莨菪碱可不用或少用,以免患者术中口干不适。除非患者术前疼痛难忍,麻醉前不必使用吗啡或哌替啶等镇痛药。氯丙嗪或氟哌利多等药不宜应用,以免导致患者意识模糊和血压剧降。

(2)麻醉用具:蛛网膜下腔阻滞应准备的用具有 20 G 和 22 G 以下的蛛网膜下腔阻滞穿刺针各一根,1 mL 和 5 mL 注射器各一副,25 G 和 22 G 注射针头各一枚,消毒钳一把,无菌单 4 块或孔巾 1 块,40 mL 药杯两只,小砂轮 1 枚,棉球数只,纱布数块。集中在一起包成脊麻穿刺包,用高压蒸汽消毒备用。目前还有一次性脊麻穿刺包市售可供选择。在准备过程中,认真检查穿刺针与针芯是否相符,有无破损,与注射器衔接是否紧密。对各种用药的浓度、剂量必须认真核对,并把手术台调节到需要的位置。准备好给氧装置、人工通气器械及其他急救用品,以备紧急使用。

2.穿刺体位

蛛网膜下腔穿刺体位,一般可取侧位或坐位,以前者最常用(图1-2)。

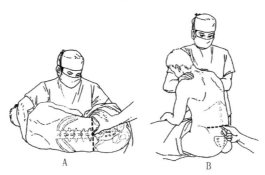

图 1-2　脊麻穿刺体位

A.侧卧位;B.坐位

(1)侧位:取左侧或右侧卧位,两手抱膝,大腿贴近腹壁。头尽量向胸部屈曲,使腰背部向后弓成弧形,棘突间隙张开,便于穿刺。背部与床面垂直,平齐手术台边沿。采用重比重液时,手术侧置于下方,采用轻比重液时,手术侧置于上方。

(2)坐位:臀部与手术台边沿相齐,两足踏于凳上,两手置膝,头下垂,使腰背部向后弓出。这种体位需有助手协助,以扶持患者保持体位不变。如果患者于坐位下出现头晕或血压变化等症状,应立即平卧,经处理后改用侧卧位穿刺。鞍区麻醉一般需要取坐位。

3.穿刺部位和消毒范围

蛛网膜下腔常选用 $L_{3\sim4}$ 棘突间隙,此处的蛛网膜下腔最宽,脊髓于此也已形成终丝,故无伤及脊髓之虞。确定穿刺点的方法是:取两侧髂嵴的最高点作连线,与脊柱相交处,即为 L_4 或 $L_{3\sim4}$ 棘突间隙。如果该间隙较窄,可上移或下移一个间隙作穿刺点。穿刺前须严格消毒皮肤,消毒范围应上至肩胛下角,下至尾椎,两侧至腋后线。消毒后穿刺点处需铺孔巾或无菌单。

4.穿刺方法

穿刺点用 0.5%～1% 普鲁卡因做皮内、皮下和棘间韧带逐层浸润。常用的蛛网膜下腔穿刺术有以下两种。

(1)直入法:用左手拇、示两指固定穿刺点皮肤。将穿刺针在棘突间隙中点,与患者背部垂直,针尖稍向头侧作缓慢刺入,并仔细体会针尖处的阻力变化。当针穿过黄韧带时,有阻力突然消失的落空感觉,继续推进常有第二个落空感觉,提示已穿破硬膜与蛛网膜而进入蛛网膜下腔。如果进针较快,常将黄韧带和硬膜一并刺穿,则往往只有一次落空的感觉。

(2)旁入法:于棘突间隙中点旁开 1.5 cm 处做局部浸润。穿刺针与皮肤成 75°角,进针方向对准棘突间孔刺入,经黄韧带及硬脊膜而达蛛网膜下腔。本法可避开棘上及棘间韧带,特别适用于韧带钙化的老年患者或脊椎畸形或棘突间隙不清楚的肥胖患者。

针尖进入蛛网膜下腔后,拔出针芯即有脑脊液流出,如未见流出可旋转针干 180°或用注射器缓慢抽吸。经上述处理仍无脑脊液流出者,应重新穿刺。穿刺时如遇骨质,应改变进针方向,避免损伤骨质。经 3～5 次穿刺而仍未能成功者,应改换间隙另行穿刺。

(四)常用药物

1.局麻药

蛛网膜下腔阻滞较常用的局麻药有普鲁卡因、丁卡因、丁哌卡因、地布卡因和利多卡因。其作用时间取决于脂溶性及蛋白结合力。上述药物的作用时间从短至长依次为:普鲁卡因、利多卡因、丁哌卡因、丁卡因及地布卡因。所以短时间的手术可选择普鲁卡因,中等时间的手术(如疝修补术及下肢截肢术)常选择利多卡因,而长时间的手术(膝或髋关节置换术及下肢血管手术)可用丁哌卡因、丁卡因及地布卡因。普鲁卡因成人用量为 100～150 mg,常用浓度为 5％,麻醉起效时间为 1～5 分钟,维持时间仅 45～90 分钟。利多卡因一般用量为 100 mg,最高剂量为 120 mg,常用浓度为 2％～3％,起效时间为 1～3 分钟,维持时间为 75～150 分钟。丁哌卡因常用剂量为 8～12 mg,最多不超过 20 mg,一般用 0.5％～0.75％浓度,起效时间需 5～10 分钟,可维持 2～2.5 小时。丁卡因常用剂量为 10～15 mg,常用浓度为 0.33％,起效缓慢,需 5～20 分钟,麻醉平面有时不易控制,维持时间 2～3 小时,丁卡因容易被弱碱中和沉淀,使麻醉作用减弱,须注意。地布卡因常用剂量为 5～10 mg,常用浓度为 0.3％,起效时间可长达 10～30 分钟,使麻醉平面不易如期固定,另一缺点是毒性大,即使是一般剂量,也应注意其不良反应,故用于蛛网膜下腔阻滞存在顾虑。

2.血管收缩药

血管收缩药可减少局麻药的血管吸收,使更多的局麻药物浸润至神经中,从而使麻醉时间延长。常用的血管收缩药有麻黄碱、肾上腺素及去氧肾上腺素。常用麻黄碱(1:1 000)200~500 μg(0.2~0.5 mL)或去氧肾上腺素(1:100)2~5 mg(0.2~0.5 mL)加入局麻药中。但目前认为,血管收缩药能否延长局麻药的作用时间,与局麻药的种类有关。利多卡因、丁卡因可使脊髓及硬膜外血管扩张、血流增加,把血管收缩药加入至利多卡因或丁卡因中,可使已经扩张的血管收缩,因而能延长作用时间,而丁哌卡因使脊髓及硬膜外血管收缩,药液中加入血管收缩药并不能延长其作用时间。麻黄碱、去氧肾上腺素作用于脊髓背根神经元 α 受体,也有一定的镇痛作用,与其延长麻醉作用时间也有关。因血管收缩药用量小,不致引起脊髓缺血,故常规与局麻药合用。

3.药物的配制

除了血管收缩药外,尚需加入一些溶剂,以配成重比重液、等比重液或轻比重液以利药物的弥散和分布。重比重液其比重大于脑脊液,容易下沉,扩散与体位有关,常通过加 5% 葡萄糖溶液制成,重比重液是临床上应用最多的脊麻液。轻比重液其比重小于脑脊液,但由于轻比重液阻滞平面调节较难掌握;可能导致阻滞平面过高,目前已很少采用。5% 普鲁卡因重比重液配制方法为:普鲁卡因150 mg 溶解于 5% 葡萄糖液 2.7 mL,再加 0.1% 肾上腺素 0.3 mL。利多卡因重比重液常用 2% 利多卡因 60~100 mg,加入 5% 葡萄糖液 0.5 mL 及 0.1% 肾上腺素0.25 mL 混匀后即可应用。丁卡因重比重液常用 1% 丁卡因、10% 葡萄糖液及 3%麻黄碱各 1 mL 配制而成。丁哌卡因重比重液取 0.5% 丁哌卡因 2 mL 或 0.75% 丁哌卡因 2 mL,加 10% 葡萄糖 0.8 mL 及 0.1% 肾上腺素 0.2 mL 配制而成。

(五)麻醉前准备

(1)术前至少 6 小时禁食。

(2)保持精神安定,必要时给予适量的镇静药或安眠药,如地西泮、哌替啶或吗啡等。

(3)为了增进术前药的效果,术前药中常给予东莨菪碱。

(4)严格各项无菌操作和灭菌处理是杜绝蛛网膜下腔阻滞后神经系统后遗症的最有效措施。

(六)影响局麻药在蛛网膜下腔扩散的因素

1.穿刺部位

一般首选 $L_{3\sim4}$ 间隙穿刺,此间隙正位于(患者侧卧时)脊柱的最高点。若用重比重液,高位阻滞时可选用 $L_{2\sim3}$ 间隙,低位阻滞时可选用 $L_{4\sim5}$ 间隙。

2.穿刺针内径及针端斜口方向

注射速率相同时,内径越小,扩散越广。斜口向头则向头侧扩散广,反之亦然。

3.注药速率

注药速率过快或采用脑脊液回抽后注药可引起脑脊液湍流,则麻醉平面扩散愈广。

4.局麻药容积与剂量

局麻药容积和剂量(浓度)越大则阻滞范围愈广。

5.局麻药比重

重比重液,药物流向低处,轻比重液,药物流向高处。

6.患者脊柱的长度

局麻药剂量相同时,脊柱越长的患者阻滞平面相对较低。

7.腹内压增加

妊娠、肥胖、腹水或腹部肿瘤,均可增加下腔静脉丛的血流量,并导致局麻药扩散更广。

8.脑脊液压力和患者年龄

脑脊液压力偏低和老年患者易于呈现较高平面的阻滞。

(七)蛛网膜下腔阻滞的管理

局麻药注入蛛网膜下间隙的最初 20 分钟是阻滞平面、呼吸、循环功能最易发生改变且有时改变极其急剧的时期,因此,在此时期中必须加强监测和管理。

1.循环系统

阻滞平面超过 T_4 以上常出现血压下降、心率减慢,多数人在注药 15~30 分钟出现,应加快输液速度,立即静脉滴注血管收缩药麻黄素 15~30 mg 即可使血压回升,对心率缓慢患者给予阿托品 0.3~0.5 mg 以降低迷走神经张力。

2.呼吸系统

麻醉平面过高,可引起肋间肌麻痹,表现为胸式呼吸微弱,腹式呼吸增强,严重时患者潮气量减少,咳嗽无力,甚至发绀,应迅速吸氧,进行辅助呼吸,直至肋间肌运动能力恢复。

3.恶心、呕吐

恶心、呕吐多因血压下降引起脑缺氧,或因麻醉后胃肠蠕动亢进外加手术牵拉内脏引起,应对症处理如吸氧、使用升压药,镇吐药甲氧氯普胺等。

4.手术完毕后

待阻滞平面消退至 T_6 以下方可送返。

三、硬膜外阻滞

(一)阻滞特点

(1)硬膜外阻滞具有截段性,即麻醉作用集中于身躯的某一截段内而不像蛛网膜下腔阻滞时下半身必然被阻滞。其原因:①硬膜外间隙无脑脊液,有蜂窝状组织充填其中,对局麻药液起着制约作用,使局麻药较易聚于某一截段之内。②这些蜂窝状组织和硬膜外间隙中复杂的血管、结缔组织等解剖结构也制约着药液与神经组织的接触。

(2)对患者重要生理功能,尤其是血流动力学影响较蛛网膜下腔阻滞轻微。

(3)硬膜外阻滞的神经阻滞顺序与蛛网膜下腔阻滞相同,即始于交感神经,以下的顺序为温度感觉、疼痛感觉、触觉、肌肉运动、压力感觉,最后是本体感觉。

(二)适应证和禁忌证

1.适应证

(1)外科手术:因硬膜外穿刺上至颈段、下至腰段,所以通过给药可阻滞这些脊神经所支配的相应区域,理论上讲,硬膜外阻滞可用于除头部以外的任何手术。但从安全角度考虑,硬膜外阻滞主要用于腹部及以下的手术,包括泌尿、妇产及下肢手术。颈部、上肢及胸部虽可应用,但管理复杂。此外,凡适用于蛛网膜下腔阻滞的手术,同样可采用硬膜外阻滞麻醉。

(2)镇痛:产科镇痛、术后镇痛及一些慢性疼痛的镇痛常用硬膜外阻滞。

2.禁忌证

(1)低血容量:由于失血、血浆或体液丢失,导致低血容量,机体常常通过全身血管收缩来代偿以维持正常的血压,一旦给予硬膜外阻滞,其交感阻滞作用使血管扩张,迅速导致严重的低血压。

(2)穿刺部位感染:穿刺部位感染可能使感染播散。

(3)菌血症:菌血症可能导致硬膜外脓肿。

(4)低凝状态:低凝状态容易引起硬膜外腔出血、硬膜外腔血肿。

(三)穿刺技术

1.穿刺前准备

硬膜外阻滞的局麻药用量较大,为预防中毒反应,麻醉前可给予巴比妥类或苯二氮䓬类药物;对阻滞平面高、范围大或迷走神经兴奋型患者,应同时加用阿托品,以防心率减慢,术前有剧烈疼痛者适量使用镇痛药。

硬膜外穿刺用具包括:连续硬膜外穿刺针及硬膜外导管各一根,15 G 粗注射针头一枚(供穿刺皮肤用)、内径小的玻璃接管一个以观察硬膜外负压、5 mL和 20 mL 注射器各一副、50 mL 的药杯 2 只以盛局麻药、无菌单 2 块、纱布钳1 把、纱布及棉球数个,以上物品用包扎布包好,进行高压蒸汽灭菌。目前,有硬膜外穿刺包供一次性使用。此外,为了防治全脊麻,须备好气管插管装置,给氧设备及其他急救用品。

2.穿刺体位及穿刺部位

穿刺体位有侧卧位及坐位两种,临床上主要采用侧卧位,具体要求与蛛网膜阻滞法相同。穿刺点应根据手术部位选定,一般取支配手术范围中央的相应棘突间隙。通常上肢穿刺点在 $T_{3\sim4}$ 棘突间隙,上腹部手术在 $T_{8\sim10}$ 棘突间隙,中腹部手术在 $T_{9\sim11}$ 棘突间隙,下腹部手术在 $T_{12}\sim L_2$ 棘突间隙,下肢手术在 $L_{3\sim4}$ 棘突间隙,会阴部手术在 $L_{4\sim5}$ 间隙,也可用骶管麻醉。确定棘突间隙,一般参考体表解剖标志。如颈部明显突出的棘突,为颈下棘突;两侧肩胛冈连线交于 T_3 棘突;两侧肩胛下角连线交于 T_7 棘突;两侧髂嵴最高点连线交于 L_4 棘突或 $L_{3\sim4}$ 棘突间隙。

3.穿刺方法

硬膜外间隙穿刺术有直入法和旁入法两种。颈椎、胸椎上段及腰椎的棘突相互平行,多主张用直入法;胸椎的中下段棘突呈叠瓦状,间隙狭窄,穿刺困难时可用旁入法。老年人棘上韧带钙化、脊柱弯曲受限制者,一般宜用旁入法。直入法、旁入法的穿刺手法同蛛网膜下腔阻滞的穿刺手法,穿刺的组织层次也与脊麻时一样,如穿透黄韧带有阻力骤失感,即提示已进入硬膜外间隙。

穿刺针到达黄韧带后,根据阻力的突然消失、负压的出现以及无脑脊液流出等现象,即可判断穿刺针已进入硬膜外间隙。临床上一般穿刺到黄韧带时,阻力增大有韧感,此时可将针芯取下,用一湿润的空注射器与穿刺针衔接,当推动注射器芯时即感到有弹回的阻力感(图 1-3),此后边进针边推动注射器芯试探阻力,一旦突破黄韧带则阻力消失,犹如落空感,同时注液毫无阻力,表示针尖已进入硬膜外间隙。临床上也常用负压法来判断硬膜外间隙,即抵达黄韧带后,拔出针芯,于针尾置一滴液体(悬滴法)或于针尾置一盛有液体的玻璃接管(玻璃法),当针尖穿透黄韧带而进入硬膜外间隙时,悬滴(或管内液体)被吸入,此种负压现象于颈胸段穿刺时比腰段清楚。除上述两项指标外,临床上还有多种辅助试验方法,用以确定硬膜外间隙,包括抽吸试验(硬膜外间隙抽吸无脑脊液)、正压气囊试验(正压气囊进入硬膜外间隙而塌陷)及置管试验(在硬膜外间隙置管无阻力)。试验用药也可初步判断是否在硬膜外间隙。

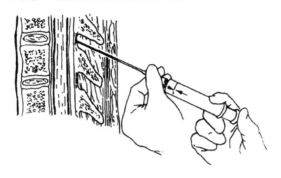

图 1-3 用注射器试探阻力

确定针尖已进入硬膜外间隙后,即可经针蒂插入硬膜外导管。插管时应先测量皮肤至硬膜外间隙的距离,然后即行置管,导管再进入硬膜外腔 3~5 cm,然后边拔针边固定导管,直至将针退出皮肤,在拔针过程中不要随意改变针尖的斜口方向,以防斜口割断导管。针拔出后,调整导管在硬膜外的长度,然后在导管尾端接上注射器,注入少许生理盐水,如无阻力,并回吸无血或脑脊液,即可固定导管。置管过程中如患者出现肢体异感或弹跳,提示导管已偏于一侧而刺激脊神经根,为避免脊神经损害,应将穿刺针与导管一并拔出,重新穿刺置管。如需将导管退出重插时,须将导管与穿刺针一并拔出。如导管内有全血流出,经冲洗无效后,应考虑另换间隙穿刺。

(四)常用药物

用于硬膜外阻滞的局麻药应该具备弥散性强、穿透性强、毒性小,且起效时间短,维持时间长等特点。目前常用的局麻药有利多卡因、丁卡因及丁哌卡因。利多卡因作用快,5~12 分钟即可发挥作用,在组织内浸透扩散能力强,所以阻滞完善,效果好,常用 1%~2%浓度,作用持续时间为 1.5 小时,成年人一次最大用量为 400 mg。丁卡因常用浓度为 0.25%~0.33%,10~15 分钟起效,维持时间达 3~4 小时,一次最大用量为 60 mg。丁哌卡因常用浓度为 0.5%~0.75%,4~10 分钟起效,可维持 4~6 小时,但肌肉松弛效果只有 0.75%溶液才满意。

罗哌卡因是第一个纯镜像体长效酰胺类局麻药。用等量的罗哌卡因和丁哌卡因于硬膜外阻滞所产生的感觉神经阻滞是近似的,而对运动神经的阻滞前者则不仅起效慢、强度差且有效时间也短。所以在外科手术时为了增强对运动神经的阻滞作用,增加浓度但不能超过 1%,总剂量可用至 $150\sim200$ mg,$10\sim20$ 分钟起效,持续时间为 $4\sim6$ 小时。鉴于罗哌卡因的这种明显的感觉-运动阻滞分离特点,临床上常用罗哌卡因硬膜外阻滞作术后镇痛及无痛分娩。常用浓度为 0.2%,总剂量可用至 $12\sim28$ mg/h。

局麻药中常加用肾上腺素,以减慢其吸收,延长作用时间。肾上腺素的浓度,应以达到局部轻度血管收缩而无明显全身反应为原则。一般浓度为 1:200 000,即 20 mL 药液中可加 0.1%肾上腺素 0.1 mL,高血压患者应酌减。

决定硬膜外阻滞范围的最主要因素是药物的容量,而决定阻滞深度及作用持续时间的主要因素则是药物的浓度。根据穿刺部位和手术要求的不同,应对局麻药的浓度作不同的选择。以利多卡因为例,用于颈胸部手术,以 $1\%\sim1.3\%$ 为宜,浓度过高可引起膈肌麻痹;用于腹部手术,为达到腹肌松弛的要求,需用 $1.5\%\sim2\%$ 浓度。此外,浓度的选择与患者全身情况有关,健壮患者所需的浓度宜偏高,虚弱或年老患者,浓度要偏低。

为了取长补短,临床上常将长效和短效局麻药配成混合液,以达到起效快而维持时间长的目的,常用的配伍是 1%利多卡因和 0.15%丁卡因混合液,内加肾上腺素 1:200 000。

穿刺置管成功后,即应注入试验剂量 $3\sim5$ mL,目的在排除误入蛛网膜下腔的可能。此外,从试验剂量所出现的阻滞范围及血压波动幅度,可了解患者对药物的耐受性以指导继续用药的剂量。观察 $5\sim10$ 分钟,如无蛛网膜下腔阻滞征象,可每隔 5 分钟注入 $3\sim5$ mL 麻药,直至阻滞范围满足手术要求为止;也可根据临床经验一次性注入预定量,用药的总和即首次总量,也称初量,一般需 $15\sim20$ mL,之后每 $40\sim60$ 分钟给予 $5\sim10$ mL 或追加首次用量的 $1/2\sim1/3$,直至手术结束。

(五)麻醉前准备

硬膜外阻滞的麻醉前准备与蛛网膜下腔阻滞者相同。

(六)影响硬膜外阻滞平面的因素

1.局麻药的容积和剂量

局麻药的容积和剂量是决定麻醉范围的主要因素,局麻药容量和剂量越大,硬膜外阻滞平面范围越广。

2.局麻药注射速度

局麻药注射速度越快,阻滞范围越广,但阻滞不全的发生率增加。

3.导管的位置和方向

导管向头侧插管时,药物易向头侧扩散,向尾侧插管,则多向尾侧扩散。如果导管偏向一侧,可能出现单侧麻醉。

4.年龄

老年人硬膜外间隙小,椎间孔狭窄,阻滞范围容易扩大,用药量须减少20%,婴幼儿硬膜外间隙小,药物易向头侧扩散,所需药量应减少。

5.妊娠

妊娠期间,由于激素的影响,使神经对局麻药的作用更敏感,加之下腔静脉受压,增加了硬膜外间隙静脉丛的血流量,从而使硬膜外间隙容积减少,所以药物容易扩散,用药量需减少30%。

6.肥胖

肥胖患者可能由于硬膜外间隙内脂肪组织增加,使硬膜外间隙的容量减少,以致等容量的局麻药扩散范围较正常人增加,其所需药量减少。

(七)硬膜外麻醉期间的管理

1.急救用具准备

硬膜外阻滞一旦发生全脊麻,常导致呼吸、循环骤停。因此,在硬膜外麻醉实施前必须准备气管插管器械,给氧装置及其他急救药品,以备紧急使用。

2.建立输液通道

在穿刺、置管成功后,首先要建立输液通路后再给局麻药,以防发生意外时,可立即通过静脉给予抢救治疗。

3.试验剂量

开放静脉后,注入局麻药液3～5 mL,观察5分钟后,测试麻醉平面,排除全脊麻征象后,分次追加局麻药液直至达到手术要求范围,一般首次总量8～12 mL。

4.维持剂量

根据初次总量及药物的不同,决定术中追加剂量及间隔时间,一般用量为首次量的1/3～1/2,间隔40～90分钟。

5.循环监测

血压下降多发生于胸段硬膜外阻滞,由于内脏交感神经阻滞,导致腹内血管扩张,回心血量减少引起血压下降,同时副交感神经相对亢进,可出现心动过缓,应先作输液补充血容量,同时静脉滴注麻黄素15～30 mg,血压一般可回升,心动过缓患者,可同时给予阿托品0.3～0.5 mg。

6.呼吸监测

颈部及上胸部硬膜外阻滞时,由于肋间肌和膈肌不同程度麻痹,可出现呼吸抑制,因此,要使用低浓度、小剂量麻醉药,以减轻胸段运动神经阻滞,防止发生呼吸抑制。下胸段及腰段硬膜外阻滞时,如果用药量过大,也可引起阻滞平面过高,发生呼吸抑制。术中可给予低流量面罩吸氧,对于严重呼吸困难者,应使用人工辅助呼吸。

7.恶心、呕吐

硬膜外阻滞不能有效克服内脏牵拉反应,患者常出现恶心、呕吐、烦躁不安现象,首先可给予适当的镇静剂如哌替啶 50 mg、氟哌利多 1～2.5 mg 静脉注入,如无效,可请手术医师施行迷走神经和腹腔神经丛封闭,必要时可改全麻。

四、骶管阻滞

(一)阻滞特点

骶管的容积成人约 25 mL,麻醉药液必须将骶管充满方足以使所有骶神经都受到阻滞。

(二)适应证

骶管阻滞主要适应于肛门、直肠、会阴及尿道(包括膀胱镜检查)等手术,尤其用于体质衰弱的患者。

(三)穿刺技术

1.穿刺体位及穿刺部位

骶裂孔和骶角是骶管穿刺点的重要解剖标志,其定位方法是:先摸清尾骨尖,沿中线向头方向摸至 4 cm 处(成人),可触及一个有弹性的凹陷,即为骶裂孔,在孔的两旁可触到蚕豆大的骨质隆起,为骶角。两骶角连线的中点,即为穿刺点(图 1-4)。髂后上棘连线在 S_2 平面,是硬脊膜囊的终止部位,骶管穿刺针如果越过此连线,即有误穿蛛网膜下腔而发生全脊麻的危险。

2.穿刺方法

骶管穿刺术可取侧卧位或俯卧位。侧卧位时,腰背应尽量向后弓曲,双膝屈向腹部。俯卧位时,髋部需垫厚枕以抬高骨盆,暴露骶部。于骶裂孔中心做皮内小丘,将穿刺针垂直刺进皮肤,当刺到骶尾韧带时有弹韧感觉,稍进针有阻力消失感觉。此时将针干向尾侧方向倾倒,与皮肤呈 30°～45°,顺势推进 2 cm,即可到达骶管腔。接上注射器,抽吸无脑脊液,注射生理盐水和空气全无阻力,也无皮肤隆起,证实针尖确在骶管腔内,即可注入试验剂量,观察无蛛网膜下腔阻滞现象后,可分次注入其药液。

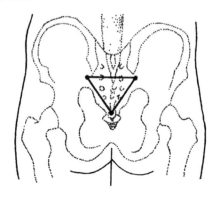

图 1-4 骶裂孔与髂后上棘之关系及硬膜囊终点的部位

骶管穿刺成功的关键,在于掌握好穿刺针的方向。如果针与皮肤角度过小,即针体过度放平,针尖可在骶管的后壁受阻;若角度过大,针尖常可触及骶管前壁。穿刺如遇骨质,不宜用暴力,应退针少许,调整针体倾斜度后再进针,以免引起剧痛和损伤骶管静脉丛。

骶管有丰富的静脉丛,除容易穿刺损伤出血外,对麻药的吸收也快,故较易引起轻重不等的毒性反应。此外,当抽吸有较多回血时,应放弃骶管阻滞,改用腰部硬膜外阻滞。约有20%正常人的骶管呈解剖学异常,骶裂孔畸形或闭锁者占10%,如发现有异常,不应选用骶管阻滞。鉴于传统的骶管阻滞法,针的方向不好准确把握,难免阻滞失败。近年来对国人的骶骨进行解剖学研究,发现自$S_4 \sim S_2$均可裂开,故可采用较容易的穿刺方法,与腰部硬膜外阻滞法相同,在S_2平面以下先摸清骶裂孔,穿刺针自中线垂直进针,易进入骶裂孔。改进的穿刺方法失败率减少,并发症发生率也降低。

(四)常用药物

成人常用1.6%利多卡因加0.2%丁卡因混合液(内加1:20万肾上腺素)总量25~30 mL或0.5%丁哌卡因。

五、联合麻醉

(一)硬膜外和蛛网膜下腔联合麻醉

1.适应证

硬膜外和蛛网膜下腔联合麻醉主要适用于膈平面以下的手术,以下腹部、下肢、盆腔及会阴部手术效果较好,且经常使用。

2.操作方法

患者侧卧位,取 $L_{2\sim3}$ 间隙常规消毒,铺无菌巾,用国产 Tuohy 针直入法作硬膜外穿刺,证实在硬膜外间隙后,拔出针芯,取美国 BD 公司 25 号 Whitacye 铅笔头样圆锥形尖腰穿针,经硬膜外穿刺作蛛网膜下腔穿刺,穿破硬脊膜时有较明显的突破感,拔出腰穿针针芯经 10～20 秒可见脑脊液流出。用左手示指、中指分别放在 Tuohy 针及腰穿针一侧,拇指在另一侧固定穿刺针,不使其移位,右手注入麻醉药(0.75％丁哌卡因 2 mL、25％葡萄糖 0.5 mL、3％麻黄素 0.5 mL,合计 3 mL),酌情注入 2.5～3 mL,注药速度 30～45 秒,拔出腰穿针,向头或尾端置入硬膜外导管,再拔出硬膜外针,妥善处理硬膜外导管,平卧后调解好腰麻阻滞平面,一般阻滞平面达 T_6。当术中患者感牵拉不适,肌肉稍紧,鼓肠等提示脊麻作用开始消退,应给予硬膜外注药,先注入实验量3～5 mL,以防硬膜外导管误入蛛网膜下腔,再根据阻滞平面注入首次量。

3.优缺点

联合椎管内麻醉具有腰麻和硬膜外麻醉的双重特点,脊麻具有起效时间快、阻滞效果完善、肌肉松弛彻底等优点,而硬膜外置管可提供长时间手术麻醉及术后镇痛。其不足之处是脊麻失败率高,硬膜外间隙注药或导管置入可能误入蛛网膜下腔。

4.注意事项

蛛网膜下腔注药后,再经硬膜外间隙导管注药,注药量通常比单纯硬膜外阻滞时要少,意味着腰麻硬膜外联合阻滞时硬膜外间隙注药后阻滞平面易于扩散。这可能与局麻药经硬膜上的穿刺孔进入蛛网膜下腔以及硬膜外间隙压力改变后加速了局麻药在蛛网膜下腔的扩散。因此,为防止脊麻硬膜外联合阻滞时阻滞平面过广,导致循环呼吸严重抑制,蛛网膜下腔注药后经硬膜外间隙导管注药的剂量应仔细确定,分次注入所需要的剂量或采用持续输注(4～6 mL/h)的方法可能更好。

(二)硬膜外阻滞与全身麻醉联合应用

1.适应证

凡是能够在单纯硬膜外阻滞下完成的手术,如腹部手术、下肢手术和盆腔手术,均为其适应证。一些不能单独在硬膜外阻滞下完成的手术,如胸腔内手术等,则可以在全身麻醉的基础上,配合术中、术后的硬膜外麻醉和硬膜外镇痛,不仅能够满足手术的需要,而且取得了良好的效果。

2.禁忌证

绝对禁忌证同硬膜外阻滞。相对禁忌证则包括各种短小手术,不必采用复杂的硬膜外阻滞联合全麻。

3.实施原则

(1)硬膜外阻滞和全身麻醉联合使用时应符合全麻的基本要素。

(2)硬膜外穿刺点的选择和硬膜外阻滞平面的调节,应尽量满足外科手术镇痛的基本要求。

(3)应注意硬膜外阻滞和全身麻醉之间的配合,既要充分发挥硬膜外阻滞的作用,同时又要避免硬膜外局麻药过量,造成阻滞平面广泛,引起严重的循环紊乱。

(4)硬膜外阻滞和全身麻醉的配合及药物的使用必须做到个体化,并在术中随时调整。

4.优、缺点

(1)优点:①由于全身麻醉和硬膜外阻滞的协同作用,因而全麻药和硬膜外局麻药的用量均明显减少。②具有较完善的局部镇痛和肌松作用,减轻手术对患者的刺激,减少了麻醉知晓的发生,有效地抑制了手术所致的应激反应。③患者苏醒迅速和完全,苏醒时无疼痛,因而比较舒适。避免单纯全麻时经常出现的高血压和烦躁、躁动。④硬膜外阻滞促使肠管收缩,有利于手术野的显露。⑤良好的硬膜外镇痛,有利于术后早期活动,减少术后并发症。⑥在血管外科手术时,有利于维持术中血流动力学稳定。⑦有利于术后呼吸功能的维护。⑧术中维持心肌氧供需平衡,对冠心病患者有利。

(2)缺点:①操作比较费时,有增加创伤和发生硬膜外阻滞并发症的可能。②诱导期间虽然高血压的发生率减低,但如果全麻诱导前硬膜外局麻药用量掌握不当,则全麻诱导期间低血压的发生机会增加。③麻醉期间液体用量增加,有造成水、钠潴留的可能。④如硬膜外阻滞和全麻的配合不当,或术中过度追求"浅全麻",则患者有发生术中知晓的可能。

六、并发症

(一)蛛网膜下腔阻滞后的并发症

1.头痛

头痛是比较常见的并发症,常见于麻醉作用消失后数小时至 24 小时,2～

3天最激烈,10天左右可消失,个别病例持续时间较长,典型症状是坐起及站立时加重,卧位可减轻,表现为严重的枕部头痛并向后颈部放散,重者可出现全头痛并伴耳鸣、视觉模糊和复视,其原因是脑脊液经穿刺孔不断滴入硬脊膜外腔,脑脊液压力降低,从而使脑膜血管和颅神经受牵张所致。其发生率在年轻人、女性、使用粗穿刺针及反复穿刺者较高。

预防与治疗主要有以下方法。

(1)选择最细穿刺针。

(2)术后患者平卧或头低位仰卧。

(3)多饮水、输液和给予镇痛药。

(4)硬膜外间隙注入生理盐水或右旋糖酐30 mL。

(5)"补丁"法:患者10 mL自体血注入硬脊膜外间隙。

(6)使用苯甲酸咖啡因500 mg加入500 mL生理盐水中,2小时输注完毕。

2.尿潴留

尿潴留主要是由于支配膀胱的骶神经恢复较慢引起,或由于肛门,会阴手术后引起疼痛造成的。处理方法可采用热敷、针灸等治疗,无效的患者可行导尿,一般可自行恢复。

3.脑神经麻痹

麻醉后偶尔引起脑神经麻痹,其中以第Ⅵ对脑神经麻痹较常见,发生原因与脊麻后头痛的机制相似,一旦发生应对症治疗。

4.假性脑膜炎

假性脑膜炎与局麻药的组织毒性和穿刺操作有关。

5.其他并发症

穿刺后腰痛、棘突骨髓炎等虽然发生率不高,但可能与穿刺局部创伤和术中术后体位不当引起背部肌肉、韧带劳损有关。一般对症处理即可。

(二)硬膜外阻滞的意外及并发症

1.穿破硬脊膜

目前国内硬脊膜穿破率为0.27%～0.6%,硬脊膜穿破后可根据手术要求改成腰麻或全麻。如仍需采用硬膜外麻醉,可上移一个椎间隙重新穿刺置管,使硬膜外导管头端远离已穿破的硬脊膜处,同时警惕局麻药大量进入蛛网膜下腔的可能性。

2.穿刺置管损伤血管

硬膜外间隙血管丛丰富,穿刺、置管时极易损伤,轻微的损伤不致引起不良的后果,如果血液不断由穿刺针或导管滴出,可注入生理盐水 10 mL,2~3 分钟后如果出血停止或缓解,可以继续进行操作,否则宜更换穿刺点或更改麻醉。

3.脊麻

硬膜外阻滞时,穿刺针或硬膜外导管误入蛛网膜下腔而未及时发现,超过脊麻数倍量的局麻药注入蛛网膜下腔,可产生异常广泛的阻滞称为全脊麻。主要表现为呼吸麻痹或抑制,显著血压下降,意识突然消失,心率减慢直至心跳停止。如能及时发现并立即实施人工通气,心脏按压,快速输液、使用血管活性药物,维持循环,30 分钟后患者可清醒,阻滞平面逐渐消退后患者即可恢复并不留后遗症。

4.局麻药毒性反应

局麻药注药过多或血管有破损,以及药物直接注入血管,引起中枢神经系统和心血管系统毒性反应,可导致惊厥及心跳呼吸骤停。中毒症状轻者,停止给予局麻药后中毒症状都能自行缓解。如果中毒症状较为严重时,应立即静脉注射地西泮 5~10 mg 或咪达唑仑 2~3 mg,面罩给氧,加快静脉输液速度。出现惊厥不易控制时,应给予肌肉松弛药,进行有效的人工通气。

5.神经根损伤

神经根损伤多是穿刺操作不当所致,穿刺针或导管插入时,碰到神经根,患者即呈现电击样痛并向单侧肢体传导。一般采用卧床休息,输液、注射维生素 B_1、维生素 B_{12}、针灸、理疗等对症治疗。

6.硬膜外血肿

硬膜外血肿主要因穿刺针或导管置入时损伤静脉丛引起血肿,造成肢体麻痹,预后取决于早期诊断和及时治疗,尽快手术清除血肿,避免延误时机,造成终身瘫痪。

7.导管折断

导管折断是连续硬膜外阻滞常见并发症之一,其发生原因为:①置管遇到困难,将导管从穿刺针用力回拔,斜面可将导管削断。②导管老化易折,术终拔管时断入腔内。③置管过深,导管在硬膜外间隙过长,易于缠绕成结或骨关节炎患者椎板或脊椎韧带将导管夹住,术终拔管困难,用力外拔或拔管方向不对,均可使导管拉断。对已折断的导管,若用前灭菌良好、不含毒性且较短,如无感染或神经根刺激症状,可严密观察,不必急于手术取出。

8.感染

感染主要由于穿刺操作消毒不严、用具及穿刺点皮肤存在感染灶所致,临床表现为发热、剧烈背痛及局部触痛,后期神经根痛及瘫痪。迅速诊断和治疗,可使神经功能恢复良好。治疗包括使用有效抗生素,有时需行紧急椎板切除减压术。

第三节　局部麻醉与神经阻滞

一、局部浸润麻醉

(一)常用局麻药

根据手术时间长短,选择应用于局部浸润麻醉的局麻药,可采用短时效(普鲁卡因或氯普鲁卡因);中等时效(利多卡因、甲哌卡因或丙胺卡因)或长时效局麻药(丁哌卡因或依替卡因)。

(二)操作方法

取 24～25 G 皮内注射针,针头斜而紧贴皮肤,进入皮内以后推注局麻药液,造成白色的橘皮样皮丘,然后经皮丘刺入,分层注药。注射局麻药时应加压,使其在组织内形成张力性浸润,达到与神经末梢广泛接触,以增强麻醉效果。

(三)注意事项

(1)每次注药前应抽吸,防止局麻药误入血管。

(2)穿刺进针应缓慢,改变穿刺针方向时应先退针至皮下,避免针头弯曲或折断。

(3)感染或癌肿部位不宜作局部浸润麻醉,以防止扩散转移。

二、表面麻醉

(一)常用的表面麻醉药

临床上常用的表面局麻药有丁卡因、利多卡因。根据给药方法的不同可分为滴入法、喷雾法和灌入法。

(二)操作方法

1.眼部表面麻醉

一般采用滴入法,将局麻药滴在眼结膜表面后闭眼,每次滴 2～3 滴,每隔

2 分钟滴一次,重复 3~5 次,即可使眼结膜和角膜麻醉。常用 0.25%~0.5%丁卡因或 1%~2%利多卡因。

2.咽喉、气管及气管内表面麻醉

一般采用喷雾法,先令患者张口,对舌面及咽部喷雾 3~4 下,2~3 分钟后患者咽部出现麻木感,将患者舌体拉出,向咽喉部黏膜喷雾 3~4 次,最后可借用喉镜显露声门,于患者吸气时对准声门喷雾 3~4 下,每隔 3~4 分钟重复 2~3 次。该方法多用于咽喉或气管及支气管插管术的表面麻醉。

环甲膜穿刺表面麻醉法是在患者平卧头后仰,在环状软骨与甲状软骨间的环甲膜做标记,用 22 G 的 3.5 cm 针垂直刺环甲膜入气管内,穿刺针有突破感,经抽吸有气证实针尖位置正确后,即令患者闭气,然后快速注入 2%~4%的利多卡因 2~3 mL 或 1%丁卡因 2~3 mL。拔出针头,让患者咳嗽,使药分布均匀,3~5 分钟后,气管上部、咽及喉下部便出现局麻作用。为避免刺伤声门下组织或声带,有人主张将穿刺点下移到环状软骨与第二气管环之间的间隙。此法在小儿气管异物取出术中应用最广,实用性较强,效果良好。

3.滴鼻

一般采用滴入法,用 5 mL 注射器抽取 1%丁卡因 2 mL 加 1%的麻黄素 1 mL 混合后从鼻腔滴入 2~3 滴,捏鼻使局麻药充分接触鼻腔黏膜,本方法适用于鼻腔手术及鼻腔气管插管术。能明显减轻手术及插管操作时的刺激并能减少鼻腔出血。

4.尿道表面麻醉

常采用灌注法,男性患者使用 1%丁卡因 5~6 mL,用灌注器注入尿道,让药液滞留 5~6 分钟,即可达到表面麻醉作用,女性患者可用浸有局麻药的细棉棒在尿道黏膜表面涂抹,持续 3~5 分钟即可。

(三)注意事项

(1)不同部位的黏膜,吸收局麻药物的速度不同,经研究,黏膜吸收局麻药的速度与静脉注射者相等。尤以气管及支气管喷雾法,局麻药吸收最快,应控制剂量。

(2)表面麻醉前须注射阿托品,使黏膜干燥,避免唾液或分泌物妨碍局麻药与黏膜的接触。

三、静脉局部麻醉

(一)常用局麻药

利多卡因为最常用的局麻药,为避免药物达到极量又能使静脉系统充盈,可采用大容量稀释的局麻药。以 70 kg 患者为例,上肢手术可用 0.5％利多卡因 50 mL,下肢手术可用 0.25％利多卡因 60～80 mL,一般总剂量不要超过 3 mg/kg。丙胺卡因和丁哌卡因也成功用于静脉局部麻醉。0.25％丁哌卡因用于 Bier 阻滞,松止血带后常可维持一定程度镇痛,但有报道因心脏毒性而致死亡的病例。丙胺卡因结构与利多卡因相似,且入血后易分解,故其 0.5％溶液亦为合理的选择。氯普鲁卡因效果亦好,且松止血带后氯普鲁卡因可被迅速水解而失活,但约 10％患者可出现静脉炎。

(二)操作方法

(1)在肢体近端缚两套止血带。

(2)肢体远端静脉穿刺置管:据 Sorbie 统计,选择静脉部位与麻醉失败率之间关系为肘前大于前臂中部、小腿大于手、腕、足。

(3)抬高肢体 2～3 分钟,用弹力绷带自肢体远端紧绕至近端以驱除肢体血液。

(4)先将肢体近端止血带充气至压力超过该侧肢体收缩压 13.3 kPa(100 mmHg),然后放平肢体,解除弹力绷带。充气后严密观察压力表,谨防漏气使局麻药进入全身循环而导致局麻药中毒反应。

(5)经已建立的静脉通道注入稀释局麻药,缓慢注射(90 秒以上)以减轻注射时疼痛,一般在 3～10 分钟后产生麻醉作用。

(6)多数患者在止血带充气 30～45 分钟以后出现止血带部位疼痛。此时可将远端止血带(所缚皮肤已被麻醉)充气至压力达前述标准,然后将近端止血带(所缚皮肤未被麻醉)放松。无论在何情况下,注药后 20 分钟内不可放松止血带。整个止血带充气时间不宜超过 1 小时。

若手术在 60～90 分钟内尚未完成,而麻醉已消退,此时须暂时放松止血带,最好采用间歇放气,以提高安全性。恢复肢体循环 1 分钟后,再次充气并注射 1/2 首次量的局麻药。

(三)注意事项

(1)多数患者在止血带充气后 30～45 分钟将出现止血带疼痛,宜在疼痛发生之前,将位于麻醉上的第二套止血带充气,压力同前。然后放松第一套止血带,整个充血带充气时间不能超过 1 小时。

(2)在 1～1.5 小时内手术尚未完成者,可暂时放松止血带,以恢复肢体循环 1 分钟后再次充气并注射 1/2 首次量的局麻药。

(3)禁忌骤然放松止血带,否则大量局麻药进入全身循环,有发生局麻药中毒的危险,尤其避免在注射局麻药 15 分钟内放松止血带,放松止血带应采取间歇放气法,以提高安全性。

四、颈神经丛阻滞

(一)药物及药物配制

由于颈部供血丰富,颈神经丛阻滞较其他部位神经阻滞持续时间短,因此在局麻药安全剂量范围内选用中效或长效局麻药。采用两种局麻药混合液以求达到起效迅速,维持时间长,如 1% 利多卡因与 0.15% 丁卡因混合液,1% 利多卡因与 0.25% 丁哌卡因混合液。颈深神经丛阻滞常采用较高浓度局麻药,如 1.5% 利多卡因或 0.5% 丁哌卡因,以取得较好的运动阻滞。亦可在局麻药中加用 1∶200 000 肾上腺素,延长作用时间。

(二)适应证

颈浅神经丛阻滞可用于锁骨上颈部表浅手术,而颈部较深手术,如甲状腺手术、颈动脉内膜剥脱术等,尚需行颈深神经丛阻滞。但由于颈部尚有后 4 对脑神经支配,故单纯行颈神经丛阻滞效果不完善,可用辅助药物以减轻疼痛。

(三)标志

C_6 横突结节是颈椎横突中最突出者,位于环状软骨水平,可以扪及。由乳突尖至 C_6 横突做一连线,在此连线上乳突下约 1.5 cm 为 C_2 横突,C_2 横下约 3 cm 为 C_4 横突,位于颈外静脉与胸锁乳突肌后缘交叉点附近,C_3 横突位于 C_2、C_4 横突之间。

(四)操作步骤

1.颈深神经丛阻滞

(1)患者仰卧去枕,头偏向对侧,分别在 C_2、C_3、C_4 横突处做标记,常规消毒皮肤后在横突标记处做皮丘。

(2)先从 C_4 横突开始,用 22 G 长 3.5 cm 穿刺针从颈椎侧面经皮丘垂直穿刺,方向轻微偏尾侧以避免损伤椎动、静脉,若遇有坚实骨质感而进针深度在 2～3 cm 表明已触及横突,此时患者有酸胀感,回抽无血或脑脊液,即可注入 3～4 mL 局麻药。

(3)以同样方法在 C_2、C_3 横突面上各注 3～4 mL 局麻药,若手术不涉及颈上部和颌下部可不阻滞第二颈神经。

2.颈浅神经丛阻滞

(1)于 C_4 横突处做标记,或采取颈外静脉与胸锁乳头肌后缘交点,常规消毒后在标记处做皮丘。

(2)由标记处垂直刺入皮肤,缓慢进针,遇一刺破纸样落空感后表明针尖已穿过颈阔肌,将局麻药注射至颈阔肌和皮下,亦可在颈阔肌表面向横突、锁骨和颈前方作浸润注射,以阻滞颈浅丛各分支,一般每侧药量 10 mL 左右。

3.肌间沟阻滞法

在甲状软骨上缘平面,扪及胸锁乳突肌外侧缘,手指下滑至前斜角肌上缘,再向外即可摸及前中斜角肌的肌间沟。穿刺针由肌间沟垂直刺入,方向略向后向下,遇异感即可停止进针,若无异感,调整方向再行探刺,但穿刺方向不宜超过横突水平。出现异感后回抽无血或脑脊液即可注入局麻药,为促使药液向上扩散而阻滞颈神经丛,可采取头低位或压迫穿刺针下方的肌间沟。

五、臂神经丛阻滞

(一)药物及药物配制

1%～1.5%利多卡因可提供 3～4 小时麻醉,若手术时间长,丁哌卡因或罗哌卡因可提供 4～8 小时麻醉,若加用 1∶200 000 肾上腺素,麻醉时间可延长至 8～12 小时。臂丛阻滞药物不必用太高浓度,而较大容量(40～50 mL)便于药物鞘内扩散,50 mL 1%利多卡因或 0.5%丁哌卡因是成人可用最大量。

(二)经颈路臂丛阻滞法

(1)体位:仰卧去枕,头偏向对侧,手贴体旁。

(2)定位:令患者抬头,暴露胸锁乳突肌,在锁骨上 4 cm 及胸锁乳突肌外缘 2 cm 交叉点,为穿刺点。经此穿刺点垂直皮肤刺入即可探及异感,若未出现异感,则调整方向在该穿刺点四周环外半径 0.5 cm 范围内可探到异感。

(3)探及异感,回抽无血即可注入 30 mL 局麻药。注药后患者可诉整个上肢发麻、无力,麻醉范围包括肩及肱骨上段区。

(4)优缺点。①优点:易于掌握;小容量药液可阻滞上臂及肩部;异感表浅;不易出现中毒反应;不会出现气胸;不会引起硬膜外及蛛网膜下腔阻滞;颈下部手术也可应用。②缺点:尺神经有时阻滞起效延迟;不宜同时双侧阻滞;可出现一过性 Horner 综合征;少数患者可出现膈神经阻滞。

(三)肌间沟阻滞法

1.体位

仰卧去枕,头偏向对侧,手臂贴体旁,手尽量下垂以暴露颈部。

2.定位

颈神经丛肌间沟阻滞法关键是要找到前、中斜角肌间的肌间沟,肌间沟上窄下宽,沿沟向下,于锁骨上约 1 cm 处可触及细条横向走行肌肉,即肩胛舌骨肌,该肌与前、中斜角肌共同构成一个三角,该三角靠肩胛舌骨肌处即为穿刺点。遇有肥胖颈短者肩胛舌骨肌不清楚,可以锁骨上 2 cm 的肌间沟为穿刺点或经环状软骨水平线与肌间沟交点为穿刺点。若沿沟下摸,在锁骨上窝触及锁骨下动脉搏动,并向间沟内深压,患者诉手臂麻木、酸胀或异感,进一步证实定位无误。

3.操作

常规消毒,穿刺点处做皮丘,以 3~4 cm 的 22 G 穿刺针垂直刺入,略向脚侧推进,直至出现异感或触及横突为止,回抽无血和脑脊液,注入 25~30 mL 局麻药。注药时压迫穿刺点上部肌间沟,可促使药液向下扩散,则尺神经阻滞可较完善。

4.优缺点

(1)优点:易于掌握,对肥胖或不合作小儿也适用;上臂、肩部及桡侧阻滞好;高位阻滞不会引起气胸。

(2)缺点:尺神经阻滞起效迟,有时需增加药液容量才被阻滞;有误入蛛网膜下腔或硬膜外间隙的危险;有损伤椎动脉可能;不宜同时双侧阻滞,以免双侧膈神经或喉返神经被阻滞。

(四)锁骨上臂丛阻滞法

1.传统锁骨上阻滞法

(1)定位:仰卧位患侧肩下垫一薄枕,头偏向对侧,上肢紧贴体旁并尽量下垂,锁骨中点上方1~1.5 cm 处即穿刺点。

(2)操作:穿刺针刺入皮肤后水平进针直到上肢出现异感或触及第 1 肋骨,然后穿刺针沿第 1 肋骨骨面前后移动寻找异感,出现异感后回抽无血、气体,即可注入 20 mL 局麻药。由于臂丛在此处神经干最粗大,故阻滞完善但起效迟。

(3)优缺点:定位简单,但血胸、气胸发生率高。

2.锁骨下血管旁阻滞法

该法为 Winnie 于 1964 年根据臂丛鞘解剖对传统锁骨上入路的改进。Winnie 认为传统锁骨上入路经锁骨中点上 1 cm 进针,在第 1 肋面上寻找异感,容易产生气胸(发生率可达 1%);传统方法针刺方向为向内、向脚端及向后,从臂丛鞘的解剖关系分析也不尽合理,因为锁骨下血管旁间隙在第 1 肋上方为一扁三角腔,传统方法进针正好经过该腔最狭窄处,注射过程中只轻微移动,便会使穿刺针脱出鞘外,使局麻药阻滞膈神经、迷走神经及喉返神经;传统方法利用穿刺针沿第1肋不同部位寻找异感也不合理,因为臂丛神经干是上下重叠越过第1肋,并不是水平排列在第1肋面上。

(1)定位:体位同传统方法,摸及前中斜角肌间隙向下移动于锁骨上窝处可及锁骨下动脉搏动。

(2)操作:从锁骨下动脉搏动点外侧朝下肢方向直刺,方向不向内也不向后,沿中斜角肌内侧缘缓慢推进可体会到刺破臂丛鞘感觉并可探及异感。若无异感,可调整方向,使针稍偏内偏后,即针刺方向偏向对侧足跟,常易获异感。回抽无血或气体即可注药。

(3)优缺点:可以较小剂量局麻药取得较高水平臂丛阻滞;并有上肢外展困难者穿刺中不必移动上肢;误注入血管可能性小;不致发生误入硬膜外间隙或蛛网膜下腔。但该方法仍有气胸可能,不能同时进行双侧阻滞,穿刺时若无异感,失败率可高达15%。

3.铅锤法

该法是根据臂神经丛经过第1肋时位于锁骨下动脉后上方及肺尖上方,这样经锁骨上方向垂直于水平面穿刺,往往在触及第1肋或肺尖前先探及异感。体位同传统锁骨上入路,以锁骨上胸锁乳突肌外侧缘为穿刺点,垂直缓慢刺入,即可找到异感,因形成铅锤重力线故得名。若未探及异感,可调整方向,偏头侧约20°刺入,仍无异感可将穿刺针偏脚侧约20°刺入探及异感,若未探及异感而触及第1肋,则可用传统锁骨上径路。

(五)锁骨下臂丛阻滞法

1.体位

仰卧去枕,头偏向对侧,阻滞侧上肢外展90°。

2.定位

C_6横突结节与腋动脉连线代表臂神经丛在锁骨下部的走向,此连线多经过锁骨中点附近。

3.操作

以锁骨中点下缘2.5 cm为穿刺点,用10 cm长22 G穿刺针往穿刺点刺入,然后沿臂丛神经走向,向外、向后,稍向脚侧刺入,直至探及异感或用神经刺激仪定位。穿刺深度与患者体形及针方向有关。若体形瘦小且穿刺针与皮肤角度大,深度2.5~3 cm;若身材高大肥胖或穿刺针角度小,深度可达10 cm。一旦定位准确,回抽无血,可注入局麻药 25～30 mL,亦可放置留置针或导管行连续阻滞。

(六)腋路臂丛阻滞法

1.体位

仰卧头偏向对侧,阻滞侧上肢外展 90°,肘屈曲,前臂外旋,手背贴床且靠近头部作行军礼状,以充分暴露腋窝。

2.定位

先在腋窝触摸腋动脉搏动,再沿动脉上行摸到胸大肌下缘动脉搏动消失处,略向下取动脉搏动最高点作穿刺点。

3.操作

取 4.5 cm 长 22 G 穿刺针在腋动脉搏动最高点与动脉呈 10°～20°夹角刺入皮肤,然后缓慢进针直至出现刺破鞘膜的落空感。松开持针手指,针随动脉搏动而摆动,即认为针已入腋鞘内。此时患者若有异感可更明确,但不必强求异感。注射器回抽无血后可注入 30～35 mL 局麻药。若穿刺针刺入动脉,此时可继续进针穿过动脉后壁直至回吸无血,注入局麻药 20～40 mL,每注入 5 mL 应回抽一次,此法易至血管痉挛及血肿形成。

经腋路阻滞时肌皮神经和肋间臂神经常不能阻滞。故在上述注药完毕后,改变穿刺针方向,使针头位于腋动脉上方并与皮肤垂直进针,直至触及肱骨,然后针尖向上移动 30°,呈扇形注入局麻药 5 mL,以阻滞喙肱肌内的肌皮神经;或注药时应用橡胶止血带扎于腋鞘的远端,加以压迫,然后注入较大容量局麻药(40 mL),注药完毕后立即收回上肢,以利局麻药上行扩散,即使如此仍有 25%肌皮神经阻滞不完善。将 5 mL 局麻药注入腋动脉下方腋窝下缘皮下即可阻滞肋间臂神经,该神经阻滞对成功应用止血带是至关重要的。

4.成功标志

(1)针随腋动脉搏动而摆动。

(2)回抽无血。

(3)注药后呈梭形扩散。

(4)患者诉上肢发麻。

(5)上肢尤其前臂不能抬起。

(6)皮肤表面血管扩张。

5.优缺点

(1)优点:位置表浅,动脉搏动明显,易于阻滞;不会引起气胸;不会阻滞膈神经、迷走神经、喉返神经;无误入硬膜外间隙或蛛网膜下腔危险;三角肌以下手术较好;可放入留置针或导管行连续阻滞。

(2)缺点:上肢不能外展、骨折无法移动或腋窝有感染、肿瘤的患者不能应用本法;局麻药毒性反应发生率较其他入路高,可达 1%～10%;不可进行双侧同时阻滞;个别病例可产生动静脉瘘。

六、上肢神经阻滞

(一)尺神经阻滞

1.肘部尺神经阻滞

(1)标志:前臂屈曲 90°,在尺神经沟内可扪及尺神经,按压尺神经患者多有异感。

(2)操作:在尺神经沟下缘相当于尺神经部位作皮丘,取 23 G 穿刺针刺入皮肤,针保持于神经干平行,沿沟向心推进,遇异感后即可注入局麻药 5～10 mL。

2.腕部尺神经阻滞

(1)定位:从尺骨茎突水平横过画一直线,相当于第 2 腕横纹,此线于尺侧腕屈肌桡侧交点即为穿刺点,患者掌心向上收缩屈腕肌时该肌腹部最明显。

(2)操作:在上述穿刺点做皮丘,取 23 G 穿刺针垂直刺入出现异感即可注入局部麻药 5 mL,若无异感,在肌腱尺侧穿刺,或向尺侧腕屈肌深面注药,但不能注入肌腱内。

(二)正中神经阻滞

1.肘部正中神经阻滞

(1)标志:肘部正中神经在肱二头肌筋膜之下,肱骨内髁与二头肌腱内侧之中点穿过肘窝。肱骨内、外上髁之间画一横线,该线与肱动脉交叉点的内侧 0.7 cm 处即正中神经所在部位,相当于肱二头肌腱的外缘与内上髁间的中点,在此处做皮丘。

(2)操作:取 22 G 穿刺针经皮丘垂直刺入,直至出现异感,或作扇形穿刺以探及异感,出现异感后即可注入局麻药 5 mL。

2.腕部正中神经阻滞

(1)标志:腕部桡骨茎突平面横过腕关节画一连线,横线上桡侧腕屈肌腱和掌长肌腱之间即为穿刺点,握拳屈腕时,该二肌腱更清楚。

(2)操作:取 22 G 穿刺针经穿刺点垂直刺入,进针穿过前臂深筋膜,继续进针约 0.5 cm,即出现异感,并放射至桡侧,注局麻药 5 mL。

(三)桡神经阻滞

1.肘部桡神经阻滞

(1)标志:在肱骨内、外上髁作一连线,该横线上肱二头肌腱外侧的处即为穿刺点。

(2)操作:取 23 G 穿刺针经穿刺点垂直刺入,刺向肱骨,寻找异感,必要时行扇形穿刺,以寻找异感,探及异感即可注入局麻药 5 mL。

2.腕部桡神经阻滞

腕部桡神经并非一支,分支细而多,可在桡骨茎突前端作皮下浸润,并向掌面及背面分别注药,在腕部形成半环状浸润即可。

(四)肌皮神经阻滞

肘部肌皮神经阻滞:利用桡神经阻滞与桡神经阻滞完毕后,将穿刺针稍向外拔出,刺向肱二头肌腱与肱桡肌之间,注入局麻药 10 mL。

(五)指间神经阻滞

1.操作

在指间以 25 G 穿刺针刺入手指根部,靠近骨膜缘边抽边注,缓慢注药 2～3 mL。一般针由手指侧部穿入再逐步进入近手掌部,注药由近掌部到手背部,在穿刺时避免感觉异常,因感觉异常是神经受压表现。药液中禁止加用肾上腺素,为防止血管收缩导致缺血。

2.应用指征

可用手指手术或单个手指再造术,也可用于臂丛阻滞不全时的辅助阻滞。一般需 10～15 分钟阻滞完善。

七、下肢神经阻滞

(一)坐骨神经阻滞

1.定位

患者侧卧,患肢在上,自股骨大转子到髂后上棘做一连线,再与此线的中点作一直线,该垂直线与股骨大转子到骶裂孔的连线相交处即为穿刺点。

2.操作

皮肤消毒,穿刺点作皮丘,取长 8～10 cm 的 22 G 穿刺针,经皮丘垂直刺入,缓慢推进直到出现异感,若无异感可退针少许,向上或向下斜穿刺,出现异感后注入局麻药。

(二)股神经阻滞

1.定位

患者平卧,髋关节伸直,在腹股沟韧带下方摸到股动脉搏动,股动脉的外侧缘处即为穿刺点。

2.操作

患者取仰卧位,在腹股沟韧带下方触及股动脉搏动所在处,于腹股沟韧带下方一横指处股动脉外侧垂直进针,刺入 $1\sim2$ cm 即有异感,回吸无血即可注入 0.5%利多卡因或 0.25%丁哌卡因 $10\sim15$ mL。

八、躯干神经阻滞

(一)肋间神经阻滞

1.后路肋间神经阻滞

(1)体位:一侧阻滞可采用侧卧位,阻滞侧在上;双侧阻滞宜选俯卧位,前胸处垫枕,双下肢垂于手术台边或举臂抱头。

(2)定位:距脊柱中线旁开 8 cm 处作与脊柱平行的直线,在此线上摸清肋骨,在肋骨接近下缘处作皮丘。

(3)操作:取长 3 cm 的 22 G 穿刺针由皮丘直刺肋骨骨面,并注入 0.5 mL 局麻药。然后将穿刺针沿肋骨面向肋骨下缘移动,使针尖滑过肋骨下缘,再入针 $0.2\sim0.3$ cm 即穿过肋间肌,此时有落空感,令患者屏气,回抽无血和气体后注入局麻药 $3\sim4$ mL。

(4)按手术所需阻滞相应肋间神经,胸壁手术需阻滞双侧 $T_{6\sim12}$ 肋间神经,若须开胸手术,尚须行腹腔神经节阻滞。

2.腋中线肋间神经阻滞

腋中线肋间神经阻滞主要适用于不能侧卧或俯卧患者,具体操作同后路。

(二)胸膜腔麻醉

1.体位

侧卧位,阻滞侧在上。

2.定位

先摸清第 7、8 肋,在第 7 肋下缘找到肋角,定位于第 11 肋上缘的肋角处,距中线 $7\sim8$ cm。

3.操作

由上述标记处刺入皮肤,与皮肤呈 40°,刺向中线略朝向第 7 肋下缘,缓慢进针,刺破肋间肌群到达肋间内膜及胸内筋膜时有微弱阻力,稍用力有突破感,停止进针,固定针身,拔出针芯,接 5 mL 注射器,内装 2 mL 生理盐水,稍稍深入则穿破壁层胸膜进入胸膜腔,此时可出现注射器内液面自行下降。固定针与注射器,注药时无阻力,进一步确证在胸膜腔,可注入局麻药20~30 mL。

4.连续胸膜腔阻滞

采用 18 G 硬膜外穿刺针,操作方法同上,到达胸膜腔后,置入硬膜外导管入胸膜腔 5~8 cm,置管过程中尽量减少空气进入胸膜腔。

(三)椎旁神经阻滞

1.胸部椎旁阻滞

(1)定位:标记出需阻滞神经根上一椎体棘突,在此棘突上缘旁开 3 cm 做皮丘。

(2)操作:以 10 cm 的 22 G 穿刺针经皮丘垂直刺向肋骨或横突,待针尖遇骨质感后,将针干向头侧倾斜 45°,即向内向下推进。可以将带空气的注射器接于针尾,若有阻力消失感则表明已突破韧带进入椎旁间隙,回抽无血、液体及气体即可注入局麻药5~8 mL。

2.腰部椎旁阻滞

(1)定位:标记出需阻滞神经根棘突,平棘突上缘旁开 3~4 cm 处做皮丘。

(2)操作:取 10 cm 的 22 G 穿刺针由皮丘刺入,偏向头侧 10°~30°,进针2.5~3.5 cm 可触及横突,此时退至皮下,穿刺针稍向尾侧刺入(较前方向更垂直于皮肤),进针深度较触横突深度深1~2 cm 即达椎旁间隙,抽吸无血或液体即可注入局麻药5~10 mL。

(四)阴部神经阻滞

1.经会阴阻滞

取截石位,摸及坐骨结节的内侧缘作皮丘。取长 8~12 cm 22 G 穿刺针,在坐骨结节后内缘进针,刺入 2.5 cm 注入局麻药 5 mL,再前进直抵达坐骨直肠窝注局麻药 10 mL。

2.经阴道阻滞

手指伸入阴道摸出坐骨棘及骶棘韧带,以两者交界处为穿刺目标。穿刺针沿手指外侧刺进阴道黏膜,抵达坐骨棘,注入局麻药 2~3 mL。再将针向内侧,在坐骨棘后向前刺过韧带达其后面的疏松组织,注入局麻药 8～10 mL。

3.阴部神经阻滞的并发症

(1)针刺入直肠。

(2)血肿形成。

(3)大量局麻药误入血管内引起毒性反应。

九、并发症

(一)静脉局部麻醉

静脉局部麻醉主要并发症是放松止血带后或漏气致大量局麻药进入全身循环所产生的毒性反应。所以应注意:①在操作前仔细检查止血带及充气装置,并校准压力计;②充气时压力至少超过该侧收缩压 13.3 kPa(100 mmHg)以上,并严密监测压力计;③注药后 20 分钟以内不应放松止血带,放止血带时最好采取间歇放气法,并观察患者神志状态。

(二)颈神经丛阻滞

1.局麻药毒性反应

局麻药毒性反应主要是穿刺针误入颈部血管而未及时发现所致,因此注药前应抽吸,证明针尖深度在横突部位;如果注药压力过大,速度过快,亦会因局麻药迅速大量吸收而导致中毒。

2.高位硬膜外阻滞或全脊麻

穿刺针进针过深或进针方向偏内,均可致针尖进入硬膜外腔,甚至蛛网膜下腔。使用短针,进针切勿过深,注药 2～3 mL 后观察无脊麻反应后再注入余液,即可预防。

3.膈神经阻滞

膈神经主要由第 4 颈神经组成,同时接受第 3、5 颈神经的小分支。颈深丛阻滞常易累及膈神经,双侧受累时可出现呼吸困难及胸闷,故应避免进行双侧颈深丛阻滞。

4.喉返神经阻滞

针刺过深,注药压力太大均可使患者迷走神经阻滞,而致患者声音嘶哑、失声,甚至呼吸困难,此症状一般在 1 小时内缓解。

5.Horner 综合征

颈交感神经被阻滞后出现同侧眼睑下垂、瞳孔缩小、眼球内陷、眼结膜充血、鼻塞、面微红及不出汗等症状,短期内可自行缓解。

6.血肿

椎动脉刺伤后引起出血,血肿形成。

(三)臂丛神经的阻滞的常见并发症及处理

1.气胸或张力性气胸

损伤胸膜或肺组织出现胸痛、咳嗽、呼吸困难或大气管偏向健侧,应立即胸腔穿刺抽气,并进行胸腔闭式引流。

2.急性局部麻醉药中毒反应

应控制用药量,避免误入血管。阻滞过程应有急救措施准备,免出意外。

3.出血及血肿

各种径路穿刺时避免损伤、刺破颈内外静脉、锁骨下动脉、腋动静脉等,引起出血,如伤及血管应立即拔针,局部压迫再试行改变方向进针,或延期阻滞,密切观察患者。

4.全脊髓麻醉

因肌间沟法阻滞时向内进针过深,致使针尖误入椎间孔而至椎管内,应指向对侧腋窝顶的方向,进针不易过深。

5.膈神经阻滞

膈神经阻滞发生于肌间沟法或锁骨上法,当出现胸闷、气短、通气量减少时,应给氧并辅助呼吸。

6.声音嘶哑

声音嘶哑,可能由于阻滞喉返神经所致。

7.霍纳综合征

霍纳综合征多见于肌间沟阻滞法,由于星状神经节阻滞所引起。

(四)肋间神经阻滞

气胸是肋间神经阻滞可能发生的并发症,是穿刺过深刺破胸膜或肺组织所致。另一并发症为局麻药误注入血管或局麻药用量过大快速吸收而引起全身毒性反应。

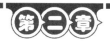

麻醉相关监测技术

第一节　麻醉深度监测技术

一、麻醉深度的临床判断

(一)外科刺激的反应

在无麻醉的情况下,机体表现为体动、皱眉、痛苦面容、肌紧张、过度通气、屏气、血压升高、心率增快、出汗、流泪和瞳孔散大。如意识存在其反应加重,如意识抑制反应可部分减弱。

(二)麻醉的效应

机体对单纯麻醉的反应包括:入眠、随意动作停止、肌肉松弛、通气不足、血压降低、心率反应不定、出汗抑制、泪液抑制和瞳孔缩小。

(三)麻醉深度不足

(1)对切皮等伤害性刺激产生体动反应。

(2)自主神经反应,如血压升高、心率增快、出汗等。

(3)术中知晓。

二、脑电双频指数(BIS)

BIS 数值范围为 0～100,数值越大越清醒。一般认为,65～85 为镇静范围,40～65 为全麻范围。BIS 监测对术中知晓的预防作用尚有待进一步证明。

三、麻醉/脑电意识深度监测系统

麻醉/脑电意识深度监测系统麻醉/脑电意识深度监测系统是由德国 Hannover 医科大学研发的新型脑电意识深度监测系统。麻醉/脑电意识深度监测系统通过使用普通的一次性液态心电电极采集头部任意位置的原始脑电,运用先进的滤波设置,消除伪迹干扰,并将脑电进行时域、频域分析,通过多元分类算法得到 NT 阶段(A～F_1 6 个阶段、15 个亚级)及 NT 指数(0～100),即 A(95～100)、$B_{0～2}$(80～94)、$C_{0～2}$(65～79)、$D_{0～2}$(37～64)、$E_{0～2}$(13～36)、$F_{0～1}$(0～12),并同时显示 α、β、θ、δ 波的功率谱变化情况和趋势。阶段 A 表示清醒状态;B 是浅镇静状态;C 是常规镇静状态;D 是常规麻醉状态;E 是深度麻醉状态;F 阶段(0 级、1 级)过度麻醉(爆发抑制),脑电活动逐渐消失。推荐的最适麻醉深度为 D_2～E_1 阶段,数值为 20～46。

第二节　神经系统监测技术

一、脑血流量

(一)脑灌注压

脑灌注压＝平均动脉压－颅内压或中心静脉压。通常为 10.7～13.3 kPa(80～100 mmHg)。显著增加颅内压会降低脑灌注压,从而降低脑血流量。由于脑的自主调节能力,正常人平均动脉压为 8.0～21.3 kPa(60～160 mmHg)时脑血流量可保持稳定,超过此范围后血流依赖于血压,血压过大可导致脑出血或水肿。慢性高血压的患者的自主调节范围产生改变。

(二)影响脑血流量的因素

影响脑血流的因素包括二氧化碳分压($PaCO_2$),严重的低 PaO_2[<6.7 kPa(50 mmHg)],麻醉药物,体温(每降 1 ℃,脑氧代谢率降低 5%～7%),血液黏稠度,自主神经调节,癫痫发作等。

二、电生理监测

(一)脑电图

用于监测麻醉深度,颈内动脉内膜切除术及控制性降压等的脑血流量,对防止脑缺血及维持合理脑灌注压等都有指导意义。脑电图低频高幅一般表示深麻醉或脑血流量减少,反之高频低幅一般表示麻醉过浅或手术刺激。

(二)诱发电位(EP)

1.EP 的分类

EP 是中枢神经系统产生的生物电活动,分为躯体感觉诱发电位(用于脊柱或主动脉手术等,监测脊髓背神经索及感觉皮质功能)、运动诱发电位(用于主动脉手术等,监测脊髓运动前索及运动皮质功能)、脑干听觉诱发电位(用于颅后窝手术,特别是脑桥小脑角及脑干部位手术的监测)、视觉诱发电位(可用于视神经及上部脑干附近的手术,如垂体手术的监测)。可受许多因素影响,如麻醉药、温度、血压、低氧、贫血及已存在的神经损伤等。

2.多种麻醉药对 EP 都有影响

(1)在麻醉药中,挥发性吸入麻醉药对 EP 影响最大,可导致剂量依赖性的潜伏期增加,波幅降低。监测 EP 时应限制最低肺泡有效浓度(MAC)$\leqslant$0.5。氧化亚氮降低波幅,对潜伏期无显著影响。

(2)静脉麻醉药中,巴比妥类药对 EP 影响小,依托咪酯增加躯体感觉诱发电位潜伏期并增加波幅,氯胺酮可增加波幅,大多数阿片药剂量依赖性增加躯体感觉诱发电位潜伏期。

第三节　神经肌肉兴奋传递功能监测技术

一、神经肌肉兴奋传递功能监测方法

直接测定肌力,如抬头、握力、睁眼、伸舌;间接测定呼吸运动,如潮气量、肺活量、分钟通气量和吸气产生最大负压;神经刺激器。

二、常用神经刺激的种类

(一)4 个成串刺激(TOF)

(1)由 4 个频率为 2 Hz、波宽为 0.2 毫秒的矩形波组成的成串刺激,4 个成串刺激引起 4 个肌颤搐,分别为 T_1、T_2、T_3 和 T_4。

(2)用 TOF 刺激可观察肌颤搐的收缩强度,各次肌颤搐之间是否依次出现衰减,观察衰减可以确定肌松药阻滞特性及评定肌松作用。

(3)神经肌肉兴奋传递功能正常时 4 个肌颤搐的幅度应相等。

(4)去极化阻滞不引起衰减,$T_4/T_1=1$。但在持续或大剂量应用去极化肌松药时,其阻滞性质可演变成Ⅱ相阻滞,T_4/T_1逐渐变小。

(5)当不完全的非去极化阻滞时,肌颤搐出现衰减,$T_4/T_1<1$。随非去极化肌松药的阻滞程度增强,T_4/T_1比值逐渐变小,直至T_4消失,比值变为零,接着T_3、T_2和T_1随阻滞程度增加而依次消失。T_4消失时约相当于神经肌肉阻滞75%,T_3、T_2消失,分别相当于神经肌肉阻滞80%、90%。手术一般要求75%～95%的神经肌肉阻滞。

(6)非去极化肌松药作用消退时,肌颤搐T_1到T_4先后顺序恢复,当4个肌颤搐均出现时,约相当于神经肌肉阻滞的25%恢复。

(二)强直刺激

(1)持续刺激的频率增高到50～100 Hz时,肌颤搐会融合成为强直收缩。

(2)部分非去极化阻滞时,强直收缩的肌力不能维持,出现衰减。而强直刺激后短时间内给予单刺激,肌颤搐增强出现易化。

(3)强直刺激引起的衰减与其后的易化可用于鉴别肌松药阻滞性质和判断阻滞程度。持续强直收缩5秒表明充分的(未必是完全的)肌松恢复。

(4)去极化阻滞不出现衰减,但在持续或大剂量应用去极化肌松药时,其阻滞性质可演变成Ⅱ相阻滞,强直刺激可引起衰减。

(三)双短强直刺激(DBS)

(1)由两串间距750毫秒的50 Hz刺激组成,每串强直刺激只有3或2个波宽为0.2毫秒的矩形波。

(2)在神经肌肉兴奋传递正常时,DBS引起的两个肌收缩反应相同,而在部分非去极化阻滞时,第2个肌收缩反应较第1个弱。

(3)DBS对临床评估衰减较TOF更敏感。

三、不同性质阻滞的特点

(一)非去极化阻滞

(1)在阻滞起效前没有肌纤维成束收缩。

(2)对强直刺激肌张力不能维持,出现衰减。

(3)强直衰减后出现易化。

(4)TOF出现衰减。

(5)为抗胆碱酯酶药所拮抗和逆转。

(二)去极化阻滞

(1)在阻滞起效前有肌纤维成束收缩。

(2)对强直刺激和 TOF 的肌张力无衰减。

(3)无强直衰减后的易化。

(4)不能为抗胆碱酯酶药逆转,相反此类药可增强其阻滞。

(三)Ⅱ相阻滞

持续或大剂量反复使用去极化肌松药时,其阻滞性质可能演变为Ⅱ相阻滞。

(1)强直刺激和 TOF 均出现衰减。

(2)强直衰减后出现易化。

(3)对抗胆碱酯酶药的拮抗作用反应不一。

四、注意事项

(一)负极位置

神经刺激时,须把负极放在所需刺激神经上面或邻近神经处。最常用的刺激部位是在前臂近腕部刺激尺神经,观察拇内收反应,以及面神经刺激,观察眼轮匝肌反应。

(二)敏感性

不同肌群对神经肌肉阻滞药物的敏感性不同。膈肌、腹直肌、喉收肌、眼轮匝肌的恢复比拇收肌快。因此判断肌力恢复应结合临床指标,包括持续抬头能维持 5 秒,握手有力,可产生至少$-2.5\ kPa(-25\ cmH_2O)$的吸气负压等。

(三)肌力恢复能力

应用拮抗药逆转肌松药作用时,其肌力恢复能力取决于用拮抗药前神经肌肉兴奋传递功能的自然恢复程度。在 TOF 刺激无反应时,不要使用拮抗药,此时拮抗不仅难以成功,相反可能延长恢复时间。

第四节　循环监测技术

一、麻醉和手术对循环的影响

(一)麻醉药物对循环的影响

1.静脉麻醉药

(1)丙泊酚:心率减慢,血压降低。

（2）氯胺酮：交感神经兴奋、血压升高、心率加快，但可抑制心功能。

（3）咪达唑仑：血压、心率较平稳。

（4）依托咪酯：对血流动力学影响不大，血压、心率较平稳。

（5）右美托咪定：心率减慢，血压降低。

2.吸入麻醉药

（1）氧化亚氮：对血流动力学的影响不明显，很少引起心律失常，但是对于心功能低下的患者会进一步抑制心功能。

（2）异氟烷：随浓度增加，可扩张外周血管，使血压下降，可用于控制性降压。心排血量基本不变。

（3）七氟烷：呈剂量依赖性抑制心肌收缩力，扩张外周血管，对心率影响小，仅使每搏量和心排血量轻度减少。

（4）地氟醚：对循环功能影响较小，呈剂量依赖性抑制心血管功能和心肌收缩力。快速增加其浓度时可引起一过性心率增快，血压增加，儿茶酚胺升高。

3.局部麻醉药

局麻药对心肌抑制作用与剂量有关。局麻药抑制传导，由于传导缓慢引起折返型心律失常，心电图表现为 P-R 间期延长，QRS 波增宽，严重窦性心动过缓，高度房室传导阻滞和室性心动过速、室颤。

（二）麻醉操作对循环的影响

1.气管插管

（1）插管应激反应：当麻醉诱导后进行气管内插管时，喉镜暴露声门和插管过程中常易并发血压急剧升高、心率加快或心动过缓等循环反应。一般均为短暂性，充分镇痛或加深麻醉或使用短效药物如艾司洛尔、瑞芬太尼等可减少这种不良反应。

（2）拔管及气管内吸引等操作也可诱发高血压、心率快。

2.椎管内麻醉

由于交感神经节前纤维被阻滞，血管扩张，血压下降。高位椎管内麻醉阻滞平面超过 T4，则支配心脏的交感神经受影响，阻滞后出现持续低血压，对伴心、肺疾病及血容量不足等患者的影响较大。因此，选择椎管内阻滞时，尤其麻醉平面高者，应考虑患者的循环系统能否代偿。

3.机械通气

胸膜腔内压增高，静脉回心血量减少，致使心排血量下降。当正压通气合并呼气末正压通气（PEEP）时，尤其是对于血容量不足的患者，静脉回心血量进一步减少,心排血量下降更明显。

(三)手术及其他因素对循环的影响

1.体位和手术干扰

(1)坐位和头高足低位时,血液多聚集在下肢和内脏血管,导致静脉回心血量减少,相对血容量不足。

(2)不恰当的俯卧位、仰卧位时,妊娠子宫或腹内肿瘤压迫下腔静脉等,阻碍静脉回流而致血压下降。

(3)手术影响循环系统的正常调节功能也可发生心率血压变化,如颅后窝手术刺激血管运动中枢,颈部手术时触压颈动脉窦,剥离骨膜,牵拉内脏,直接刺激迷走神经,按压眼球等,均可致反射性心率、血压改变,甚至可发生心搏骤停。

(4)胸腔或心脏手术中,直接压迫心脏和大血管,可使血压急剧改变。

2.创伤失血和低血容量

手术失血降低血容量,可出现心率增快和血压降低。也是发生低血容量性休克的常见重要原因。

3.变态反应

抗生素、非去极化肌松药、琥珀胆碱、普鲁卡因、吗啡等多种药物均可致组胺释放。重者全身血管扩张,毛细血管通透性增加,大量液体渗入组织间隙,血压下降,气道水肿,甚至发生过敏性休克。

4.输血反应

输血反应包括溶血、发热、超敏反应、感染等。

5.颅内压升高和颅内手术

(1)颅内压升高可出现高血压、心率减慢、呼吸不规则。

(2)牵拉额叶或刺激第Ⅴ(三叉神经)、Ⅸ(舌咽神经)、Ⅹ(迷走神经)对等脑神经时,可引起血压改变。

6.儿茶酚胺大量分泌

嗜铬细胞瘤手术中刺激肿瘤,甚至翻动患者,叩击腰部,即可使儿茶酚胺大量释放,血压剧烈升高。

7.CO_2蓄积

$PaCO_2$升高时,通过化学感受器兴奋延髓心血管中枢,使心率加快、心肌收缩增强,血压升高,但周围血管扩张。

二、麻醉期间循环的管理

(一)麻醉诱导期的管理

(1)在未行麻醉插管和手术操作前,麻醉药对循环系统多为抑制作用。

(2)由于术前禁食、肠道准备或原发疾病(如肠梗阻、长期高血压等),患者往往循环血容量欠缺,对外因引起的循环波动更为敏感。因此术前应视情况扩容。血容量充足的患者往往血压较平稳,容积脉搏图形宽大,不随呼吸而波动。

(3)对一般患者基础需液量的计算及补充方法。第 1 个 10 kg:4 mL/(kg·h),第 2 个 10 kg:2 mL/(kg·h),第 3 个 10 kg 及以上:1 mL/(kg·h)。总量的 50% 在第 1 小时输入,剩余 50% 在接下来的 2 小时输入。

(4)在麻醉诱导期间输无其他溶质(如抗生素等)的液体,以防变态反应引起的循环变化被诱导时的变化所掩盖,或加重循环变化的程度。

(二)麻醉维持期的管理

(1)注意手术失血失液情况,及时调整容量。容量负荷过多可增加心脏负担,甚至诱发心力衰竭、急性肺水肿;容量欠缺可导致回心血量和心排血量减少,重要器官灌注不足。

(2)维持适当的麻醉深度,保证充分镇痛对维持循环稳定很重要。

(三)麻醉苏醒期的管理

(1)如无禁忌证,深麻醉下拔管可使苏醒过程平稳,减少拔管、吸引等刺激引起的循环波动。拔管后如有舌后坠,可用口咽通气道、喉罩处理,做好再插管准备。

(2)注重术后镇痛,患者因疼痛可能引起烦躁和循环不稳定。

(3)术后过度镇静可引起呼吸抑制,CO_2 潴留,引起血流动力学改变。

(4)术后注意引流及伤口情况,如引流或出血量大,应及时处理。

三、常用循环监测技术

(一)桡动脉穿刺

1.适应证

(1)复杂手术、需要连续观察血压变化的手术,如颅内动脉瘤、严重的颈动脉疾病或冠心病、控制性降压、心脏手术等。

(2)血流动力学不稳定的患者,如感染性休克、急性坏死性胰腺炎、严重创伤患者等。

(3)需频繁进行动脉血气分析的患者。

2.注意事项

(1)穿刺前应行 Allen 试验,以评价桡动脉和尺动脉在手部血流的相对分布情况。

(2)当两侧无创血压测定结果不同时,应在压力较高的一侧进行穿刺。

(3)严格排除连接管道内的气体。

3.并发症

(1)血肿、血栓形成、远端缺血、动脉瘤形成。

(2)感染,较少见。

(二)中心静脉穿刺

1.适应证

(1)测定中心静脉压,以了解循环容量。但是受多个因素如心功能、肺动脉压力、瓣膜功能等影响,其用于监测循环容量的有效性受到质疑。

(2)经中心静脉给药。

(3)为外周静脉穿刺困难的患者提供静脉通路。

(4)为长期肠道外营养提供途径。

(5)为空气栓塞的患者排出气体。

(6)可放置漂浮导管。

2.注意事项

(1)颈内静脉、锁骨下静脉、股静脉、颈外静脉均可以提供中心静脉通路。由于左颈内静脉穿刺易损伤胸导管及右手操作的优势,常选用右颈内静脉。锁骨下静脉穿刺感染发生率可能较颈内静脉穿刺低,但是如果误穿动脉,不易压迫止血。

(2)导管尖端的正常位置应位于上腔静脉与右心房交界处,置管后应通过 X 线片确认导管位置。

(3)严格无菌操作。

3.并发症

(1)心律失常。

(2)穿刺时刺破动脉,出现血肿、动脉瘤形成。

(3)血胸、气胸、心脏压塞、瓣膜损伤、感染、气栓等。

四、常见问题及处理

(一)围术期心律失常

(1)纠正心律失常的诱发因素。注意麻醉深度、CO_2 蓄积、手术刺激、电解质紊乱、低体温、术后疼痛、机械性刺激、缺氧、酸碱失常、血容量改变、血流动力学不稳定等因素。

(2)性质严重的心律失常必须立即处理,如室颤、多源性室性期前收缩、室性期前收缩出现在 T 波上升支或波峰(R-on-T)、室性心动过速、室性期前收缩多于每分钟 6 个、Ⅲ度房室传导阻滞及室率缓慢的Ⅱ度房室传导阻滞等。

(3)心律失常的性质虽非严重,但伴明显血流动力学改变者,也必须立即处理。若血流动力学尚稳定,则可加强监测,查明原因或诱因后再处理。

(4)药物治疗的同时要注意不良反应。

(二)急性心力衰竭

1.处理原则

(1)纠正病因和诱因。

(2)减轻心脏前负荷和后负荷。

(3)增强心肌收缩力。

(4)维持心肌供氧和耗氧的平衡。

2.急性左心衰竭的治疗

(1)病因治疗。

(2)半卧位。

(3)氧疗。

(4)增强心肌收缩力。使用正性肌力药物要注意,药物在增加心肌收缩力的同时使心肌耗氧量相应增加,因此,急性心肌缺血并发急性心力衰竭的患者应用要慎重;体外循环后,一过性心力衰竭常短期内联合应用正性肌力药物及主动脉内球囊反搏,以降低心脏工作负荷。

(5)利尿。其主要指征是肺充血,或肺充血伴有外周低灌注的心力衰竭,或有体循环充血的病例,对仅有外周低灌注而无肺充血的心力衰竭病例效果并不理想。用于急性左心衰竭及急性肺水肿的治疗,首选襻利尿剂。

(6)血管扩张药。注意:①前负荷不足者[肺毛细血管楔压＜1.6 kPa(12 mmHg)],血管扩张药可使病情恶化;②当使用利尿药或正性肌力药已使左心室充盈压下降时,血管扩张药可使血压下降并反射性心动过速;③心肌收缩机制正常而舒张期顺应性降低以致发生肺充血者,血管扩张药无益,反而可降低血压;④应用血管扩张药必须进行密切的血流动力学监测。

(7)吗啡。作用:①降低心脏前后负荷,降低心率;②降低心肌耗氧量;③中枢镇静、镇痛作用。注意:吗啡用量过大或与血管扩张药同时,使用时可能导致心排血量减少和动脉压下降。

3.急性右心衰竭的治疗

(1)病因治疗,如急性右心室心肌梗死、心脏压塞、肺栓塞等。

(2)控制右心衰竭基本原则:①维持正常的心脏负荷;②增强心肌收缩力;③维持心肌供氧耗氧平衡。

第五节　呼吸监测技术

一、麻醉和手术对肺功能的影响

高位硬膜外麻醉或腰麻可抑制辅助呼吸肌,降低通气量。全脊麻可出现呼吸停止。平卧位降低功能余气量,全身麻醉进一步降低 $15\%\sim20\%$ 的功能余气量,且正压通气使 $\dot{V}/\dot{Q}$ 不匹配。全身麻醉也会减弱患者对高 CO_2 和低氧的通气反应,高浓度吸入麻醉药还会抑制低氧肺血管收缩。

二、麻醉期间维持通气的管理

(一)辅助呼吸

保留自主呼吸,在吸气时顺势正压辅助呼吸。

(二)控制呼吸

(1)消除患者自主呼吸,常使用肌松药。

(2)通常采用间歇正压通气,常用的有压力控制呼吸和容量控制呼吸。

(3)如长时间进行控制呼吸,每隔一段时间给 1 次较大通气量,相当于清醒状态正常平静呼吸时的叹气动作,有助于防止部分肺不张。

(4)PEEP 使呼气末气道保持正压,从而减少肺不张,增加功能余气量,减少肺内分流,减轻肺水肿。过度的 PEEP 也可过分扩张肺泡,增加无效腔通气,降低肺顺应性,产生肺压力性创伤,增加中心静脉压力,减少静脉回流,减少心排血量。通常调整 PEEP 每次增加 $0.3\sim0.5$ kPa $(3\sim5$ cm$H_2O)$,期望值为吸入氧浓度$\leqslant50\%$时,保持动脉血氧饱和度$>88\%$;一般也可以根据混合静脉血氧饱和度调整,使混合静脉血氧饱和度$>50\%$。

(5)气道压不宜超过 2.9 kPa$(30$ cm$H_2O)$,否则应查找气道梗阻的原因,是支气管痉挛还是机械梗阻,应及时解除。

三、常用呼吸监测

(一)呼吸功能的临床观察

1.呼吸运动的观察

胸廓随呼吸而起伏运动。

2.听诊呼吸音

诱导及气管插管后听呼吸音确认插管位置是否恰当,有哮鸣提示气道痉挛,有痰鸣提示分泌物过多,粉红色泡沫痰提示有心力衰竭肺水肿。

3.口唇、指甲颜色变化

无贫血的患者出现发绀提示有缺氧。

(二)呼吸功能的监测

1.一般呼吸功能测定

麻醉机的呼吸功能测定装置可监测潮气量、气道压、呼吸频率、吸呼比等。

2.脉搏血氧饱和度测定

(1)当血氧饱和度很低时,脉搏氧饱和度读数不准确。其他导致脉搏氧饱和度读数误差的因素包括环境光过亮、低垂肢体的静脉搏动、心排血量低下、严重贫血、低体温、外周血管阻力增加等。

(2)当血液中的还原血红蛋白超过 5 g 时,临床上可以观察到发绀,通常对应于血氧饱和度<80%。

(3)因为碳氧血红蛋白和氧化血红蛋白在 660 nm 的吸收光谱一致,一般采用的仅比较两种波长吸收的脉搏氧饱和度监测不能区别碳氧血红蛋白和氧化血红蛋白。

(4)高铁血红蛋白的脉搏氧饱和度测定为 85%,因此高铁血红蛋白血症的患者,其脉搏氧饱和度读数结果接近 85%。

(5)不同于脉搏氧饱和度测定,无创性脑氧饱和度的测定是测量动静脉血及毛细血管血氧饱和度,其读数代表测量局部所有微血管血红蛋白的氧饱和度,其正常值大约为 70%。

3.呼气末 CO_2 分压监测

(1)反映 CO_2 产量和通气量是否充分;发现病理状态(如恶性高热、肺栓塞)。气管插管如误入食管,呼气末 CO_2 分压迅速降至 0,所以是鉴别误入食管最确切的方法。

(2)呼气末 CO_2 分压常比动脉血 CO_2 分压低 $0.3\sim0.7$ kPa($2\sim5$ mmHg),此差别反映了肺泡无效腔通气。肺灌注的显著降低,如肺栓塞、心排血量下降、血压下降等,均可增加肺泡无效腔通气,减少呼气末 CO_2 分压。

4.麻醉气体分析监测

连续测定 O_2、CO_2 浓度及吸入麻醉药气体浓度,便于调控麻醉深度及通气管理。

5.血气分析

动脉血行血气分析可测定血氧和 CO_2 分压、血氧饱和度、酸碱代谢变化、离子及乳酸量等,有助于呼吸及循环调控。常用于复杂或危重患者的手术。

四、常见问题及处理

(一)舌后坠

(1)应立即托起下颌解除梗阻。

(2)深麻醉下也可置入口咽通气管或喉罩解除梗阻。

(3)浅麻醉下置入通气管需谨慎,以免诱发严重喉痉挛。相比较口咽通气管,一般患者能更好地耐受鼻咽通气管,但是放置鼻咽通气管容易引起鼻出血,特别是对于有凝血功能障碍、血小板低下、使用抗凝药等的患者,应慎用。

(二)误吸和窒息

(1)择期患者术前常规禁食。

(2)诱导前应取下活动义齿,以防麻醉后脱落误吸窒息。

(3)分泌物多的患者可给予少量格隆溴铵或长托宁(盐酸戊乙奎醚)。术前还可给予甲氧氯普胺,H_2 受体拮抗剂,枸橼酸钠等。

(4)诱导时如发生反流应即刻将患者置头低位并偏向一侧,使分泌物或反流物流出,同时声门处于最高位以减少误吸。

(5)有误吸高危因素的患者可先下胃管抽吸,并充分准备吸引器。

(6)误吸高危因素的患者可采用快速顺序诱导,即诱导前面罩给氧 $3\sim5$ 分钟充分去氮后,压迫环状软骨,诱导后不行正压通气,直接快速气管插管,并充气套囊,待确认插管位置后才可松开环状软骨;或可选择清醒插管。

(7)拔管前应吸引胃管,尽量排空胃内容物。

(三)喉痉挛

(1)喉痉挛是功能性上气道梗阻。在麻醉过浅、咽喉部应激性增高状态下,直接刺激咽喉或间接刺激远隔部位可引起。

（2）轻度喉痉挛时加压面罩供氧多能解除；中重度喉痉挛如果用面罩加压供氧不能缓解，应立即静脉注射小剂量丙泊酚及加压给氧。

（四）支气管痉挛

（1）核查气管插管位置，勿触及隆突，排除支气管插管。

（2）通常加深吸入麻醉药如异氟烷等能减轻痉挛。

（3）可静脉注入氯胺酮，通过内源性儿茶酚胺释放扩张支气管。

（4）拟交感药物是最有效和最常用的，通过 b_2 受体激动产生支气管扩张，如沙丁胺醇吸入剂。

（5）抗胆碱能药物也可使支气管扩张，其吸入剂无显著的系统性抗胆碱能效应，如异丙托溴铵。

（6）静脉输入氢化可的松 1.5～2 mg/kg 可用于急性严重哮喘，但通常需要数小时起效。

（7）对严重难治性支气管痉挛应考虑静脉注入小剂量肾上腺素。

（8）避免使用可引起组胺释放的药物，如阿曲库铵、吗啡、哌替啶等。

（9）如无禁忌证，手术结束后在气道反射恢复前深拔管可减少支气管痉挛，或静脉给予利多卡因也可有效减少气道高反应。

（五）急性呼吸窘迫综合征（ARDS）

1.症状

ARDS 为严重低氧血症，动脉氧分压/吸入氧分数≤26.7 kPa（200 mmHg），双肺有弥漫性肺间质实变及非心源性肺水肿的 X 线表现，肺顺应性降低。

2.处理

（1）PEEP 0.5～1.0 kPa（ 5～10 cmH$_2$O）。

（2）潮气量 4～8 mL/kg。

（3）设定压力控制≤2.9 kPa（30 cmH$_2$O）。

（4）调控呼吸频率使 PaCO$_2$ 和 pH 接近正常或轻度呼吸性酸中毒。

（5）通过增加 PEEP 等措施尽量使吸入氧浓度（FiO$_2$）≤0.5。

（6）积极治疗原发疾病。

（六）通气不足

（1）局部麻醉、区域阻滞和椎管内麻醉如并用镇静药或麻醉性镇痛药可影响通气量；颈部区域阻滞可阻滞膈神经 C$_{3～5}$；高位椎管内麻醉可使大部分肋间神经甚至膈神经受阻滞,导致呼吸肌麻痹。必要时需用面罩行辅助呼吸甚至插管通气。严重呼吸功能障碍的患者,选用颈部区域阻滞或高位硬膜外麻醉常不如气管内插管全麻容易维持呼吸功能。

(2)手术体位对通气量的影响不容忽视。如俯卧位胸腹受压,头低位胸腔受压,腹腔镜手术腹内压增加等均可显著增加气道压,降低通气量。应适当调整固定位置,如俯卧位利用支架使胸腹架空,控制腹腔镜腹内充气压力等,尽量减少胸腹扩张活动的限制,同时适当减少潮气量,增加通气频率。

(七)急性肺水肿

1.病因

(1)病因包括毛细血管静水压增加,如血流动力学剧烈改变或心源性肺水肿,肺泡毛细血管膜的通透性增加,复张性肺水肿,淋巴管堵塞,神经源性肺水肿等。

(2)二尖瓣狭窄患者术前精神过度紧张,心动过速,易诱发血流动力型或心源性肺水肿。心内手术纠正畸形后不能适应,可能出现心源性肺水肿,如严重肺动脉瓣狭窄切开后,肺血流突然增加,诱发肺水肿。

(3)全身炎症反应综合征可引起肺泡毛细血管膜的通透性增加,导致急性肺水肿。

(4)重症嗜铬细胞瘤患者切除肿瘤前,常因麻醉或手术剥离肿瘤,使大量儿茶酚胺释放入血,收缩周围血管,大量血液移入肺血管导致肺动脉高压诱发肺水肿。

(5)慢性气胸患者排气或慢性胸腔积液患者放胸腔积液过急,萎陷肺迅速膨胀,出现复张性肺水肿。

(6)肺切除术、食管癌切除术广泛清除淋巴结及小儿手术对输液较为敏感,过量可出现肺水肿。

(7)严重颅脑创伤患者可导致神经源性肺水肿。

2.诊断

(1)清醒患者常先有呼吸困难,呼吸增快,潮气量减少,发绀及听诊有喘鸣或小水泡音。

(2)机械通气时可有气道压增加,呼吸道吸引有粉红色泡沫痰。

(3)自主呼吸者初期低氧低CO_2,后期严重低氧及CO_2潴留。

3.处理

(1)针对病因治疗。

(2)正压通气,纠正低氧血症,并可降低静脉血回流,使左心室前负荷下降。

(3)利尿。

(4)降低前后负荷,如静脉滴注硝酸甘油、吗啡等。

(5)静脉滴注正性肌力药如多巴酚丁胺。

五、特殊患者的呼吸特点及管理

(一)小儿麻醉的呼吸特点及管理

(1)婴幼儿头大、舌体肥大、咽喉狭窄、声门裂高(C_4水平,成人C_6水平)。

(2)会厌长呈 V 形,气管插管时用弯喉镜暴露声门可能会有困难,可采用直喉镜挑起会厌。

(3)小于 5 岁的婴幼儿气管最狭窄部在声门下环状软骨水平,所以小儿气管插管时,如导管通过声门后遇有阻力,即应更换小一号导管。

(4)婴幼儿气管相对狭窄,气管插管后易造成水肿,导致拔管后气道梗阻。

(5)婴幼儿肺顺应性低,呼吸做功较大,呼吸肌易疲劳。

(6)小儿功能余气量小,氧耗量较高,故对缺氧的耐力极差,但吸入麻醉时诱导及苏醒均较快。

(7)由于易产生呼吸暂停,早产儿择期门诊手术应延至孕周数>50 周,否则应在术后留院过夜以监测呼吸。

(二)肥胖患者麻醉的呼吸特点及管理

(1)慎用麻醉前镇静、镇痛药,避免抑制通气。

(2)气管插管的困难率高,应充分准备困难气道用具。

(3)诱导期误吸率高,可于术前给予 H_2 受体拮抗剂及甲氧氯普胺。

(4)氧耗量高,功能余气量低,停止呼吸后血氧饱和度下降快,应尽快插入气管导管。

(5)阻塞性睡眠呼吸暂停发生率高,可在诱导及恢复期造成气道梗阻。

(三)颅脑手术麻醉的呼吸特点及管理

(1)颅脑损伤或颅脑占位性疾病常并发颅内高压、损伤脑干,可出现昏迷、误吸及呼吸过缓现象,一旦出现脑疝可很快导致心跳呼吸停止。

(2)尽早进行气管插管,保护气道。

(3)应慎用麻醉前用药,避免应用阿片类镇痛药,以免降低呼吸频率,增加 $PaCO_2$,扩张脑血管,促进颅内高压。

(4)麻醉用药应避免选用升高颅内压者。静脉麻醉药除氯胺酮外均能降低颅内压;氧化亚氮可增加颅内压;其他吸入麻醉药可增加脑血流量,但如合并适量过度通气,并不显著增加颅内压。

(5)肢体瘫痪患者要避免用琥珀胆碱,以免发生血钾升高心搏骤停意外。

(6)为了降低颅内压,麻醉中多采用适量过度通气,降低 $PaCO_2$,使呼气末 CO_2 分压保持在 $3.3\sim4.0$ kPa($25\sim30$ mmHg)可以缩脑血管,降低颅内压,但是不应该大幅降低呼气末 CO_2 分压,以避免减少脑灌注。

(7)坐位手术可能发生气栓意外。术前放置中心静脉导管用于必要时抽吸空气。心前区可放置多普勒用于术中监测气栓,最敏感的监测是经食管超声心动图检查。术中避免使用 N_2O。如怀疑气栓,用生理盐水覆盖创面,压迫颈静脉,加快静脉输液,中心静脉导管抽吸空气,如果可能,置患者于头低左侧卧位。

(四)胸外科麻醉的呼吸特点及管理

1.单肺通气的呼吸管理

(1)由于右上肺叶开口离隆突 $1\sim2.5$ cm,而左肺上叶开口离隆突约 5 cm,因此置入左侧双腔导管更易于正确放置导管及单肺通气。

(2)单肺通气改变 $\dot{V}/\dot{Q}$,导致低氧血症。应停用 N_2O,增加 FiO_2。

(3)低氧肺血管收缩(HPV)有助于改善 $\dot{V}/\dot{Q}$。抑制 HPV 的因素包括:非常高或非常低的肺动脉压,低 $PaCO_2$,高或者非常低的混合静脉 PO_2,血管扩张剂包括硝酸甘油、硝普钠,β受体激动剂,钙通道阻滞剂,肺感染,吸入麻醉药。

(4)减少通气侧肺血流也可导致低氧血症,其因素包括:通气侧肺气道压高,通气侧 FiO_2 低,内源性 PEEP。

(5)不应过度通气,采用低潮气量增加呼吸频率。气道压过高时应检查导管位置或是否分泌物过多,并及时清除分泌物。

(6)处理低氧血症可提高 FiO_2 或加用 PEEP,必要时对非通气侧肺施行持续气道正压通气。如持续低氧血症上述处理无效时,应通知术者,将术侧肺充氧,暂时恢复双侧通气,必要时请术者压迫或尽快夹闭术侧肺动脉(肺切除术时)以改善 $\dot{V}/\dot{Q}$。

(7)当单肺通气回复到双肺通气时,手法通气使萎陷肺泡重新膨胀。

2.气管重建的呼吸管理

(1)如果气道受压有塌陷可能,应吸入诱导或清醒插管,勿用肌松药,保持自主通气,直至导管通过狭窄受压处。

（2）如果气管导管不能通过狭窄处,可考虑用喷射通气维持通气。

（3）中断气管后在远端放置灭菌的气管导管进行控制呼吸,待切除气管狭窄处或肿瘤后与近端气管缝合,同时拔出远端气管导管,再将原近端气管导管延伸插入远端气管,套囊充气后恢复通气。

（4）术终应使颈屈曲,头部垫高,减轻气管缝合线张力。搬运、苏醒及拔管过程均要保持前屈位。

（五）喉、气道肿瘤激光手术的呼吸特点及管理

（1）尽量应用全静脉麻醉。

（2）气管插管选用细导管。应用特制导管防止激光燃烧穿孔。

（3）FiO_2 尽量降低,勿用 N_2O。

（4）套囊充气时应用注射用水。

（5）呼吸道导管燃烧时应断开呼吸机,取出气管导管,面罩辅助呼吸,然后重新插管。

第六节　体温监测技术

体温作为最重要的生命体征之一,应该在围术期进行连续监测。但一直以来,麻醉医师对体温的关注并没有像关注呼吸脉搏血压等体征那样重视,体温监测也没有纳入常规监测。北京协和医院在近期全国的流行病学调查中发现围术期低体温的发生率可高达50％左右。在欧美发达国家围术期低体温的发生率也较高。这种共性的问题足以让我们充分重视体温的监测与保护,包括近若干年时有发生的恶性高热问题等。低体温所带来的危害也随着近期新的研究更加明确,包括一些机制的研究,如低体温引起出血增加、凝血功能障碍、血小板功能不全等。另外在术后认知方面的危害也被逐步发现。虽然实施体温保护是普遍共识,但能采用有效的主动保温措施的仍屈指可数,仅用棉单等被动保温仍为目前主流方法。多项研究结果已经证实围术期需要采用包括预保温在内的全程主动保温措施,如充气式保温毯、输液输血加温等有效保温措施。

一、核心温度

(一)核心温度

机体维持核心温度在 $36\sim37.5$ ℃,如有较大的偏差将引起代谢功能紊乱。全麻时在第1小时内一般核心温度下降 $1\sim2$ ℃。当全麻超过 15 分钟,一般应做体温监测。除非临床需要,手术时患者核心温度不应低于 36 ℃。保温的有效方法包括空气温毯,吸入气加温加湿,输液加温,提高手术室温度等。

(二)恶性高热

恶性高热是全麻中最严重并发症之一,表现为心动过速、呼气末 CO_2 增高等。体温异常升高并非是最先出现的症状,但核心温度监测有助于早期发现。

二、体温监测

核心温度可通过肺动脉导管、食管、鼓膜、鼻咽部、口、腋下、直肠、膀胱等测得。肺动脉内的血液温度是测量核心体温的金标准。鼓膜温度与脑温度的相关性较好。食管下 1/3 处心脏后方也为理想的核心体温测量部位,术中与重症监护中这个部位测得的温度一般等同于肺动脉内的血液温度。直肠温度的变化一般迟于核心温度的变化。尽管膀胱没有位于身体的核心位置,在大多数情况下它的温度能可靠地反映核心体温。膀胱温度的准确度受膀胱内尿量与核心体温变化速度的影响,因此,当体外循环尿量较少时膀胱温度测量常滞后于肺动脉内的血液温度。

三、术后寒战

术后寒战可增加氧的消耗,减少动脉氧饱和度,增加心肌缺血。治疗有保温及药物治疗。哌替啶是有效的寒战抑制药,常用量为 25 mg 静脉注射。曲马多 $50\sim100$ mg 静脉注射也可抑制寒战,但快速滴注时恶心、呕吐发生率较高。

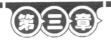

神经外科麻醉

第一节 颅内动脉瘤患者的麻醉

一、颅内动脉瘤临床表现

中、小型颅内动脉瘤如果未发生破裂出血,临床上患者可无任何症状。也有少部分因颅内动脉瘤压迫附近神经表现为单侧全盲、双颞侧偏盲及对侧同向偏盲等症状。一旦颅内动脉瘤发生破裂出血,患者主要表现为严重的蛛网膜下腔出血,全身血压突然急剧增高是颅内动脉瘤破裂的常见诱因。

大约半数的患者在颅内动脉瘤破裂前可有先兆症状,例如颅内动脉瘤扩大的症状,此时随颅内动脉瘤部位的不同患者可出现局部头痛或全头痛。另外,患者亦可伴有眼部疼痛、视力减退和视野缺损等症状。头痛是颅内动脉瘤破裂时最常见的首发症状,颅内动脉瘤破裂时,动脉与蛛网膜下腔相交通,导致局部颅内压(intracranial pressure,ICP)明显升高,引起突然的剧烈头痛,继而表现为烦躁、恶心、呕吐等脑膜刺激征,随着 ICP 进一步升高,可伴有意识障碍和相应部位的神经定位症状。

当颅内动脉瘤破裂出血量较少时,破裂口可自然愈合,使出血停止并逐渐吸收。但是出血量大则可形成较大的颅内血肿,病情大多急剧恶化,患者常常是死于血肿的压迫和脑疝。大约 1/3 的患者颅内动脉瘤破裂后因未及时诊治而死亡。大多数颅内动脉瘤破口可被凝血块封闭而使出血停止,病情逐渐稳定。随着颅内动脉瘤破口周围血块溶解,其可再次破溃出血。二次出血大多是发生在第一次出血后的 2 周内。部分患者出血可经视神经鞘侵入玻璃体引起视力障碍。

二、治疗方法

由于保守治疗患者大约70％可死于颅内动脉瘤再出血,所以颅内动脉瘤应及时实施手术治疗,并且显微外科已经使颅内动脉瘤手术的死亡率降低至2％以下。Hunt-Hess分级与患者预后高度相关。手术前Hunt-HessⅠ级、Ⅱ级的患者,手术治疗的预后明显好于分级较高的患者。颅内动脉瘤手术的最佳时间取决于患者的临床状态和其他相关因素。Ⅰ级、Ⅱ级患者应尽早进行脑血管造影,争取在一周内手术,Ⅲ～Ⅴ级的患者,提示颅内出血严重,可能有脑血管痉挛和脑积水,此时手术危险性较大,宜待数天病情好转后再进行手术。

三、麻醉管理

颅内动脉瘤患者麻醉管理的目标是控制动脉瘤的跨壁压力(transmural pressure,TMP)、保证满意的脑灌注压、避免ICP急剧变化和提供脑松弛。

(一)麻醉诱导

虽然麻醉诱导期间颅内动脉瘤破裂的发生率仅为1％～2％,但是患者的死亡率却高达75％。麻醉诱导期间,任何导致MAP升高的情况(例如麻醉浅、呛咳、手术应激)和使ICP降低的因素(例如CSF引流、过度通气、脑过度回缩等),均可升高TMP,并增加颅内动脉瘤破裂的危险。因此,麻醉诱导应力求平稳,避免高血压、呛咳和屏气。阿片类药物、β肾上腺素能受体阻滞剂和利多卡因等对抑制气管插管心血管反应效果明显,但同时需要注意避免低血压,以保证满意的脑灌注压,尤其是ICP升高的患者。

喉镜显露、气管插管、摆放体位和上头架等操作的刺激非常强,可使交感神经兴奋性增强,引起血压剧烈升高,增加颅内动脉瘤破裂的危险。因此,在这些操作前应保证有足够的麻醉深度、良好的肌肉松弛,并将血压控制在合理的范围。

(二)麻醉维持

实施颅内动脉瘤夹闭术的患者,围手术期的最大危险就是动脉瘤破裂出血,死亡率可高达4.5％～20.8％。因此,麻醉中自始至终均应将预防颅内动脉瘤破裂放在首位。颅内动脉瘤的跨壁压(TMP)＝平均动脉压(MAP)－ICP。因此,MAP过高或ICP过低均可增加TMP,从而增加颅内动脉瘤破裂的危险,但是MAP过低可影响脑灌注,有导致脑缺血的可能。因此,麻醉中既要保证适当的脑灌注压,又要降低颅内动脉瘤的跨壁压。另外,还应注意积极防治脑血管痉挛、提供满意的脑松弛,同时兼顾神经电生理监测的需要。

既往麻醉中常采用控制性低血压技术,以减小颅内动脉瘤壁的压力,使手术中夹闭动脉瘤的操作更容易。但是,目前神经外科手术技术已显著提高,另外低血压还可导致脑灌注不足,所以该技术已极少应用。

在处理巨大颅内动脉瘤或复杂颅内动脉瘤时,为了减少出血和便于分离瘤体,常常采用包括对载瘤动脉近端夹闭在内的临时阻断技术,为改善其供血区的侧支循环,可静脉注射去氧肾上腺素升高血压,以最大限度地保证脑供血。手术中补液应根据失血量、尿量和CVP进行。手术中动脉瘤破裂可导致急性大量失血和血压急剧降低,此时可适当减浅麻醉,并快速补液,输血应首选择手术野回收的红细胞及新鲜血浆,其次可适当补充异体红细胞。如果血压过低,可应用血管收缩药物维持血压。手术中必须准确估计失血量,可通过输入全血、血制品或胶体液快速补充血容量。

颅内动脉瘤夹闭成功后,可适度升高血压和维持液体正平衡,以预防手术后脑血管痉挛。

(三)麻醉恢复

在无拔管禁忌的患者,手术后早期苏醒有利于进行神经系统评估,便于进一步的诊断治疗。苏醒期轻度高血压可改善脑灌注,还有利于预防脑血管痉挛。血压比手术前基础值高20%～30%时颅内出血的发生率增加,对于有高血压病史的患者,苏醒和拔管期间可应用心血管活性药物控制血压和心率,避免血压过高引起心脑血管并发症。对手术前 Hunt-Hess 分级为Ⅲ级、Ⅳ级或在手术中出现并发症的患者,手术后不宜早期拔管,应保留气管插管回ICU并行机械通气进行观察治疗。

颅内动脉瘤破裂导致蛛网膜下腔出血后,30%～50%的患者可出现脑血管痉挛,并且手术后发生的概率更高,受累动脉区的脑血流(CBF)减少可导致脑缺血,临床表现首先为逐渐加重的意识障碍,随后出现局灶神经定位体征。脑血管痉挛是动脉瘤破裂患者死亡及致残的主要原因之一,是诸多因素参与的一个病理学过程,由于其发病机制目前尚不完全清楚,所以在一定程度上阻碍了对其进行合理有效的治疗。经颅多普勒超声是床旁诊断脑血管痉挛的有效辅助检查方法。目前针对脑血管痉挛的常用治疗措施是高血容量、高血压、高度血液稀释疗法,其目的是提高心排血量、改善血液流变性和增高脑灌注压,其他治疗方法包括血管成形术和动脉内应用罂粟碱或钙通道阻滞剂等。

第二节　癫痫及非癫痫患者的麻醉

一、癫痫患者非癫痫手术的麻醉

(一)术前准备

(1)抗癫痫药：多数是肝代谢酶促进剂(酶促)，长时间使用后肝药酶的活性增加，与麻醉性镇痛药和镇静药有协同作用。对造血功能有一定的抑制，术前应查血常规、凝血功能。抗癫痫药物应服药至术前一晚，必要时加用镇静药。

(2)若手术当天麻醉前有癫痫发作者应延期手术，除非是抢救性急诊手术。

(二)麻醉管理

1.首选全身麻醉

尤其是癫痫发作较频繁者。某些下腹部、四肢等中小手术也可选用椎管内麻醉或神经阻滞。全身麻醉宜采用静脉诱导，静吸复合麻醉维持。易致惊厥的氯胺酮、羟丁酸钠、普鲁卡因和恩氟烷等禁忌单独使用。去极化肌松药与抗癫痫药之间无协同作用。抗惊厥药物可明显缩短维库溴铵神经肌肉阻滞作用的时效，而且服用抗惊厥药物时间越长，对非去极化肌松药影响就越大。所以对围术期服用抗惊厥药物的患者，术中肌松药的需要量增加。

2.麻醉管理

麻醉期间特别要重视避免缺氧、二氧化碳蓄积和体温升高等易诱发癫痫发作的病理因素。在麻醉苏醒期，要密切注意癫痫发作的可能。必要时在手术结束时预防性给予抗癫痫药。术后患者进食后要及早恢复术前的抗癫痫治疗。

二、癫痫患者癫痫手术的麻醉

(一)术前准备

术前抗癫痫药物原则上必需停用，由于脑电图会受药物的影响，尤其是抗癫痫药可抑制癫痫波的发放，影响术中对病灶部位的判断。癫痫发作频繁者应逐渐停药，避免突然停药导致癫痫持续状态，如果手术当天有癫痫发作，延期手术。

(二)麻醉方法

首选全身麻醉。苯二氮䓬类、巴比妥类药物对癫痫波有明显的抑制作用,不宜用于癫痫患者。丙泊酚在小剂量时可诱发广泛的棘波,在大剂量时抑制棘波,但由于其作用时间较短,常用于麻醉诱导。临床常用的诱导方法为芬太尼 2 μg/kg、丙泊酚 2 mg/kg、维库溴铵 0.1 mg/kg 快速诱导气管插管。吸入麻醉药中异氟烷、七氟烷和地氟烷在吸入浓度低于 1.0 MAC 时对脑电图影响小,无致痫作用,可用于麻醉维持。癫痫手术结束时常规使用抗癫痫药,以防发生惊厥。

(三)监测

癫痫患者行手术治疗时,术中常需行脑电图监测,通过对棘波出现频率和波幅变化的观察来确定癫痫源灶、指导切除范围及判断手术效果。要求所使用麻醉药及方法既不抑制病理性棘波,又不诱发非病理性的棘波样异常波。为了避免颅骨和头皮对脑电信号的衰减,术中常放置硬脑膜外或大脑皮质电极,监测脑电图的变化。

(四)唤醒麻醉

手术过程要求患者在清醒状态下配合完成某些神经测试及指令动作的麻醉技术,主要包括局部麻醉联合镇静与唤醒全身麻醉技术。唤醒麻醉应保证合适的镇静与镇痛深度、稳定的血流动力学与安全的气道管理,使患者可以在清醒状态配合完成运动、感觉与语言功能的测试,在脑功能区癫痫手术中应用广泛。技术要点如下:①采用短效快速苏醒麻醉药丙泊酚与瑞芬太尼,插入喉罩或气管导管,维持血浆靶控药物浓度:丙泊酚 2~3 μg/mL、瑞芬太尼 2~4 ng/mL。唤醒麻醉中使用右美托咪定有许多优点。②术前不用长效镇静药,术中注意保暖,预防患者清醒后寒战。③运动与感觉功能定位时患者采取平卧位或侧卧位。语言功能定位时,一般采用右侧卧位,头略后仰,头架固定。④在切皮、分离骨膜和硬膜时,应予以充分的局部浸润麻醉,以保证术中镇痛效果。⑤皮层暴露后,调整麻醉药血浆靶控浓度:异丙酚 0.5 μg/mL、瑞芬太尼 0.8 ng/mL,直至患者清醒。⑥患者清醒程度满意后,进行皮质电刺激功能区定位。唤醒时间 10~50 分钟。待皮层电刺激完成后,可加深麻醉,再次插入气管插管或喉罩。

第三节 帕金森患者的麻醉

一、术前准备

术前充分评估患者的病情,包括步态异常、颈部强直和吞咽困难。了解抗帕金森病药物使用情况,如美多巴或苯海索应继续服用至术前。

二、监测

除一般监测外,帕金森病患者长时间大手术应做动脉穿刺置管测压和颈内静脉置管测定中心静脉压,定期动脉血气分析。使用左旋多巴的患者应重点监测心电图,积极防治心律失常。由于帕金森患者体温调节异常,容易发生低体温,故长时间大手术应监测体温,注意保温。

三、全身麻醉诱导

帕金森患者全身麻醉诱导的应注意:①评估有无颈部强直和困难气道,采取应对措施。②帕金森病患者常有吞咽功能障碍,易引起反流误吸,严格术前禁食,快速顺序诱导。③常用静脉麻醉药、麻醉性镇痛药、非去极化肌松药及吸入麻醉药均可用于帕金森患者。④避免应用诱发和加重帕金森病症状的药物,如麻黄碱、氟哌利多、甲氧氯普胺、氟哌啶醇、利舍平、氯胺酮、氯丙嗪等药物。

四、麻醉管理

长时间外科手术中,由于治疗药物左旋多巴的半衰期极短(1～3小时),为了使患者在围术期保持体内稳定的左旋多巴药物浓度,在术中可通过鼻饲加倍剂量的美多巴或苯海索,并维持至术后2天。

术毕拔管前应确保肌松药作用已完全消失。拔管时应注意防治呕吐和误吸。避免使用新斯的明,因其使乙酰胆碱积聚,从而加重帕金森病。术后应尽快恢复服用抗帕金森病药物。

第四节　神经外科围麻醉期并发症

一、出血性休克

一般闭合性脑损伤、颅内肿瘤患者极少出现低血压休克,但颅脑外伤合并严重的其他损伤如肝、脾破裂、大骨折等常会出现低血容量性休克,应在积极治疗原发病的基础上,及时输液、输血。急诊患者术前尽可能纠正血容量。补液总体原则同前所述,尽量维持正常的血容量,并形成一个恰当的血浆高渗状态。常用等张晶体液及胶体液,慎用低张液。同时避免血容量过多,以免引起高血压和脑水肿。目标导向液体治疗有利于患者的预后。

二、心律失常

(一)心动过速

术前失血,应用甘露醇降颅压等治疗导致患者处于低血容量状态,常伴有心动过速。气管插管、头架固定、切皮、剧颅骨等刺激可引起剧烈的交感神经反应,导致血压升高、心率加快。麻醉过程中应维持适当的血容量、足够的麻醉深度,艾司洛尔 $0.5 \sim 1.0$ mg/mg 可有效预防心动过速。

(二)心动过缓

在对其他哺乳动物的研究中发现三叉神经尾侧脊束核可以接受三叉神经、迷走神经等的传入纤维,该核的传出纤维除了投射至丘脑的腹后内侧核等部位以外,还可投射至迷走神经背核,根据解剖结构冲经外科手术可能引发心动过缓。因此在三叉神经手术中,热刺激、剪切三叉神经根导致的神经冲动会按照三叉神经感觉根,三叉神经脊束核-迷走神经背核-迷走神经-心肌的通路进行传导,进而引起三叉神经反射,造成窦性心动过缓。所以,术中要严密监测,以便及时采取措施,可暂停手术操作,减少牵拉,静脉注射阿托品 0.5 mg 来提升心率。

三、神经源性肺水肿

神经源性肺水肿指继发于中枢神经系统损伤所致的突发性颅内压增高引起的急性肺水肿,而无原发性心、肺、肾等疾病,是颅内疾病的严重并发症。尤以颅脑外伤和急性脑血管意外后多见。与急性呼吸困难综合征临床表现相似,有以下特点:①发病急,常在原发病后较短时间内出现。②病情进展迅速,常难以控制,病死率高。③肺水肿的严重程度与原发病密切相关。④由于患者存在颅内疾病,意识不清,有时咳嗽反射消失,造成肺水肿的早期症状如呼吸窘迫、被迫呛咳、咳痰、烦躁和焦虑不安等,不能主诉或被观察到,而在出现大量泡沫痰、血性痰、双肺大量啰音、低氧发绀时才被诊断,因此早期诊断困难。同时由于上述原因也造成神经源性肺水肿实际发生率要高于临床检出率。⑤有时严重肺水肿可掩盖原发病,易造成误诊。特别是有意识障碍的蛛网膜下腔出血。因此肺水肿伴意识障碍者,应考虑到神经源性肺水肿可能,必要时行头颅 CT、MRI 或腰穿检查。

神经源性肺水肿主要诊断依据为:①患者出现意识障碍、恶心呕吐、瞳孔改变、视盘水肿等颅内压增高症状。②颅脑损伤后突然出现呼吸窘迫、发绀和(或)粉红色泡沫痰。③双肺布满湿啰音。④早期胸片轻度间质性改变,晚期大片云雾状阴影。⑤发病过程中无过量、过速输液,也无原发心、肺疾病。⑥血气分析:动脉血氧分压<8.0 kPa(60 mmHg),动脉血二氧化碳分压 6.7 kPa(50 mmHg)。

神经源性肺水肿的治疗应包括原发病与肺水肿两方面。应早期同时积极处理颅内高压和肺水肿。①病因治疗:迅速有效降低颅内压。快速滴注 20%甘露醇,对有手术指征的脑出血可行微创颅内血肿清除术或外科开颅血肿清除术。蛛网膜下腔出血可作腰穿行脑脊液净化治疗。②肺水肿治疗:保持呼吸道通畅,及时吸痰,必要时行气管切开;高浓度面罩吸氧,予强心苷如毛花苷 C 增加心肌收缩力;必要时予硝普钠、酚妥拉明等血管扩张剂控制血压,改善微循环,降低肺循环负荷。也可应用东莨菪碱及氨茶碱;皮质激素可有效降低毛细血管通透性。减少渗出,减轻肺水肿;给予有效抗生素防止肺部感染,调节水电解质平衡,加强护理是抢救成功与否的关键因素之一。

四、其他

(一)肺栓塞

颅脑手术创伤大,麻醉手术时间长,术后卧床时间较长,导致周围静脉扩张,静脉血液流速减慢;麻醉及手术创伤导致组织因子释放,激活外源性凝血系统,出现高凝状态;术后为减轻脑水肿所致颅高压症状,常使用脱水药物,止血药物使用时间长,术前、术中输血,部分颅脑肿瘤术后可出现尿崩症等均导致血液处于高凝状态,所以神经外科手术患者术后静脉血栓发生率高,随之肺栓塞风险大大增加。但是否应该预防性抗凝治疗存在争议。

(二)术后恶心、呕吐

神经外科术后恶心、呕吐的发生率较高。频繁的恶心、呕吐可导致水、电解质紊乱,颅内压升高,增加误吸、颅内血肿和出血的风险,因此有效的预防术后恶心、呕吐十分重要。可使用 5-HT_3 受体阻滞剂,如格雷司琼(3 mg)、雷莫司琼(0.3 mg),或多巴胺 2 型受体拮抗剂如氟哌利多(0.625~1 mg),或激素类药物如地塞米松(5~10 mg)预防恶心、呕吐。

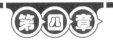

心脏外科麻醉

第一节 冠心病患者的麻醉

一、缺血性心脏病的病理生理

当心肌能量需求增加,冠脉血流的调节不能满足心肌代谢的需求,出现氧供和氧需失衡时,便会出现心肌缺血。缺血性心脏病即冠心病属于心肌缺血的一种,从病理生理的角度分析,缺血性心脏病是由于冠状动脉粥样硬化导致冠状动脉狭窄或者闭塞,冠脉的血流量不能满足心肌代谢的需求,导致心肌缺血缺氧,急剧的、暂时的缺血缺氧引起心绞痛,严重的、持续的心肌缺血可引起心肌坏死即心肌梗死。

麻醉医师熟悉冠状循环解剖,有助于了解麻醉手术期间心肌缺血和梗死的范围及程度,以及病变的部位和手术步骤。冠状循环包括冠状动脉供血和冠状静脉回流。冠状动脉起始于主动脉根部的左、右主动脉窦,沿房室沟分左、右行走,分别提供左、右心的灌注。左冠状动脉主干在前室间沟处分为两支。沿前室间沟向下者称左前降支(LAD);沿左房室沟到达左室后壁者称左回旋支(LCX),LAD提供左心室前壁、室间隔前2/3、心尖以及部分右室前壁和希氏束的血供。LCX为左室外侧壁、前壁、后壁(下壁)的一部分和左心房供血。右冠状动脉(RCA)沿右房室沟前行,发出右房支,约59%窦房结动脉来自RCA;RCA在后十字交叉附近分支,向下沿后室间沟行走的一支为后降支(PDA),提供左心室膈面血供。

满足心肌氧供需平衡是整个麻醉管理的目标。而心肌氧供的决定因素包括动脉血氧含量和冠脉血流。动脉血氧含量=血红蛋白×1.34×氧饱和度%+0.003×氧分压。凡影响血红蛋白含量、动脉血氧饱和度和氧分压的因素,都可以影响动脉血氧含量。决定心肌耗氧的因素有以下几种。①心率:实际上心率加快时,心肌氧耗超过心率增快的倍数。②心肌收缩性:反映了心脏的泵功能,心肌收缩增强,氧耗也增加。但至今尚无方法定时测定心肌收缩性,以计算心肌氧耗。③室壁张力:与收缩时心腔内压(后负荷)、心腔大小(前负荷)乘积成正比,而与室壁厚度成反比。

二、冠脉搭桥术麻醉

冠脉搭桥术有不停跳冠脉搭桥和体外循环下冠脉搭桥手术。其麻醉处理原则为维持血流动力学稳定,维持心肌氧供需平衡,维持或增加心肌血液供应,减少心肌氧耗,维持血容量、水、电解质与酸碱平衡,保护心、脑、肺、肾等重要脏器功能。

(一)麻醉监测

入手术室后,即以 ECG 监测,术中通常仅有 II 和 V_5 导联。连接指端氧饱和度,应面罩或鼻导管吸氧。常规作桡动脉穿刺置管,直接动脉测压,同时抽动脉血进行血气分析。经颈内静脉或锁骨下静脉,置管测 CVP,并经静脉输液、给药。对于左心室收缩功能减退,大面积室壁收缩低下,局部室壁无收缩或反常运动,存在室壁瘤,或新出现的心肌梗死或重度 3 支冠状动脉疾病,以及大面积心肌病变,肺动脉高压的患者建议放置漂浮导管监测肺动脉压力。在放置 PAC 过程中应严密监测 ECG、MAP 等,及时处理心律失常、心肌缺血、血压波动等。

(二)麻醉诱导

患者左心室收缩功能差诱导方法主要以静脉为主,避免吸入强效全麻药。依托咪酯诱导量(0.3 mg/kg)不影响心率和心排出量,适用于心功能差的患者,但气管插管时不能防止心率和血压升高。其他静脉全麻药如异丙酚、咪达唑仑等,均有不同程度地抑制心肌收缩力,降低 SVR 和 MAP,以及 HR 增快,故心功能差的患者不宜选用。但异丙酚若采用靶控输注(TCI)方法诱导,血流动力学稳定性好,常用剂量为 $2\sim2.5$ $\mu g/mL$。对于高龄、体弱和心功能低下者血浆 TCI 较安全,反之,选用效应室 TCI 更为合理。右美托咪定是高选择性 α_2 肾上腺素能受体激动剂,具有强效镇静作用,及抗焦虑和镇痛作用,有利于术中控制心率和血压,对缺血性心脏病手术更为合适。诱导前使用可降低气管插管时的血流动力学波动,对于严重心动过缓、II 度以上房室传导阻滞、低血压和容量不足者慎用右美托咪定。舒芬太尼在心脏手术麻醉中的应用日益广泛,其具有镇痛作用强,时效长,血浆浓度稳定,无蓄积等优点。常用量为 $1\sim4$ $\mu g/kg$ 缓慢静脉注射。肌松剂罗库溴铵在临床麻醉中已广泛使用,尤其适合于心功能差的患者作气管插管术;若患者左室收缩功能尚佳(EF>40%)患者常伴有高血压,常用的静脉麻醉药是咪达唑仑和异丙酚,辅用右美托咪定。同样可以选用异丙酚效应室 TCI、右美托咪定持续注射联合的方式。舒芬太尼的用量可根据患者的具体情况选择。诱导初尚可静脉滴注硝酸甘油(用微泵控制滴速),以预防血压升高,又避免深麻醉抑制循环作用;左冠状动脉主干疾病及危重患者需要依赖较高的交感张力维持血流动力学稳定。因此,诱导时应避免突然降低交感张力。诱导静脉麻醉的用药剂量更应按患者对药物的心血管反应加以调整,患者的个体差异很大,切忌使用快速诱导法,或按药物常规剂量给药。必要时,可用小剂量多巴胺或去甲肾上腺素持续泵注,或术前放置 IABP,改善冠脉灌注压。

(三)麻醉维持

麻醉维持方法通常采用静吸复合麻醉。现在常用的吸入麻醉剂如七氟烷、地氟烷、异氟烷等,都有不同程度的心肌保护作用,而七氟烷因不增加交感兴奋性,更适合于 CABG 术。有临床和实验研究证实术中七氟烷持续吸入保护心肌的作用更佳。右美托咪定的药物作用特点,使其可以在麻醉维持期持续静脉注射,从而减少静脉麻醉药用量,有助于体外转流中维持血流动力学稳定。应熟悉 CABG 手术程序,通常在切皮、锯胸骨、分离主动脉根部、游离上下腔静脉、置胸导管和缝合胸骨等操作时刺激较大。心功能差、左冠状动脉疾病及其相当的冠心病患者,应避免吸入高浓度全麻药。在强刺激操作前,可先静脉注射舒芬太尼 $0.25\sim0.5\ \mu g/kg$。体外循环转流前和转流中,也应适当追加肌松药、静脉全麻药等,以维持转流中足够的麻醉深度,避免发生术中知晓。若有麻醉深度监测则更佳。体外转流后到手术结束前,仍应维持合适的麻醉深度,继续使用异丙酚、小剂量吸入全麻药,按需追加舒芬太尼以及非去极化肌松药,防止浅麻醉引起体动、心率增快和血压升高。

(四)CPB 后处理

转流后继续维持循环稳定,预防心动过速、高血压等,以避免各种原因诱发心肌缺血。通常采取以下措施:①保持患者完善的镇痛和镇静。②充分给氧,维持良好通气。③加强各项监测。④维持循环平稳。⑤预防感染,防止术后高热。⑥预防和治疗术后并发症。

三、不停跳冠脉搭桥术麻醉注意事项

进行 CABG 手术时,暂时钳闭冠状动脉分支难免造成心肌局部缺血。在冠状动脉分支重度狭窄患者,由于心肌局部侧支循环较丰富,足以代偿以免发生心肌缺血;当冠状动脉分支狭窄程度不严重时,因局部侧支循环不够丰富而不能代偿时,可诱发心肌缺血,常表现心律失常、低血压或急性循环虚脱,因此,加强监测十分重要。除常规心电图外,有条件的可选择漂浮导管和经食管超声心动图。

缺血性预处理指吻合血管前以机械或药物造成短时间的冠状动脉缺血的状态,如钳闭冠状动脉、吸入全麻药或阿片类药物等,预处理可减少缺血再灌注损伤。目前药物预处理的临床研究正在深入的进行,已有越来越多的证据表明吸入全麻药对心肌具有明显的保护作用,可以减少再灌注后心肌的损伤。

为预防血管吻合口血块凝集,即使在非体外情况下也应部分或全部肝素化,可按肝素 1 mg/kg 静脉注射给药,ACT 数值应＞300 秒,根据术中结果追加剂量。

在探查病变血管、放置固定器时,心脏的位置发生扭转,心腔变形,以 LCX 或 OM 为最甚,其次是 PDA 和 PL,常需要给予血管后活性药和扩容,部分严重心脏抑制的患者需要正性肌力药支持,包括多巴胺、肾上腺素等。血管活性药物包括去氧肾上腺素和去甲肾上腺素。

对伴有心室舒张功能障碍,左心衰竭和肺动脉高压的患者,应注意保护心肌的收缩力,米力农具有正性肌力作用的同时可以改善心肌的顺应性,并可舒张肺动脉和体循环阻力血管,降低左右心的后负荷,对上述患者极为有利。

严重心脏抑制时可加用肾上腺素,安装临时起搏器。

OPCAB 术中对心肌的刺激无法避免,保持稳定的内环境和正常的电解质,可以降低心肌的应激性,减少心律失常的发生。低碳酸血症可使冠状动脉发生痉挛,血钾降低,可导致心肌缺血和心律失常。应维持 $PaCO_2$ 在 5.1～6.0 kPa(38～45 mmHg),血钾浓度在 4～5 mmol/L。

OPCAB 术的患者保温非常重要,过低的体温可能导致冠脉或移植血管痉挛,并影响凝血功能。围术期患者体温应保持在 36 ℃ 以上。

在非体外情况下行 CABG 手术,有可能因估计不足而发生意外如乳内动脉显露不够满意;冠状动脉分支病变估计不足;术中出现血流动力学严重不平稳等。为保证手术安全顺利地进行,需改行体外循环下 CABG 手术,故应备好体外循环。

第二节　心脏瓣膜病患者的麻醉

一、心脏瓣膜病的病理生理特点

在我国，心脏瓣膜病主要由风湿性心脏病引起，近年老年性瓣膜疾病显著增多。由于心脏瓣膜病变术前病程长，心功能差，加之各患者的受损瓣膜类别、性质及严重程度可有显著不同，故对血流动力学的影响也很不一致。因此麻醉医师需要全面了解心脏瓣膜疾病的病理生理特点及引起的血流动力学改变，从而根据具体情况选用麻醉药、血管活性药以及围术期管理，才能维持平稳的麻醉和良好的患者预后。

(一)左心正常压力-容量环

依据单次心动周期，压力-容量环可分成 4 个不同时相(图 4-1)。①舒张期充盈：此期常以舒张末压力-容量之间的关系为代表(EDPVR)。②等容收缩：此期心室内容积不变，称为等容收缩或等长收缩。③左室射血期：心脏射出的每搏容量相当于舒张末容量减收缩末容量，即 SV = EDV − ESV。④等容舒张期：为主动脉瓣关闭至二尖瓣开放，再次心动周期开始。常用作分析左心室功能。

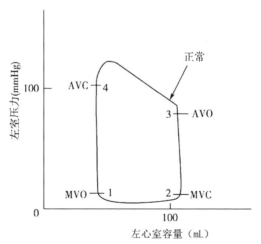

图 4-1　左心室压力-容量环

MVO 二尖瓣开放，MVC 二尖瓣关闭，AVO 主动脉瓣开放，AVC 主动脉瓣关闭

(二)心脏瓣膜病的病理生理特点

1.二尖瓣狭窄

正常二尖瓣瓣口面积为 4～6 cm²，当瓣口面积减少至 2.5 cm² 时，中等程度的活动会出现临床症状。瓣口面积 2.0～1.5 cm² 为轻度狭窄，1.5～1.0 cm² 为中度狭窄，<1.0 cm² 为重度狭窄。二尖瓣狭窄会引起左房压增加，左房扩大，肺静脉压增加，肺血流淤滞，导致右心排血受阻，肺动脉压力增加，右室压增加，从而引起右房扩大。由于左室容量负荷减少，左室收缩功能减低，左室容积变小。长期心房扩大导致心房纤维化，心房传导束受损，发生心房纤颤，血流速度减慢导致心房血栓形成，血栓脱落可以引起全身栓塞症状。在二尖瓣狭窄的患者，左房收缩占左室充盈的 30%，因而出现心房颤动时会引起心排出量的显著下降。二尖瓣重度狭窄患者，左房压的不断升高，处于诱发充血性心力衰竭的边缘，心排量也急剧下降。反应性肺血管阻力增加引起右室扩张和右室衰竭，扩张的右室可引起室间隔的左移，使左室容积进一步减小，心排量进一步降低。

二尖瓣狭窄典型的压力-容量环(图 4-2)：二尖瓣狭窄典型的压力-容量环与正常相近。通常舒张末压降低，左心室前负荷和每搏心排血量降低，收缩压峰值较正常为低。

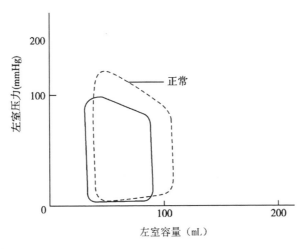

图 4-2　二尖瓣狭窄左室压力-容量环

2.二尖瓣关闭不全

二尖瓣关闭不全包括急性和慢性两种类型，根据反流量的多少分为轻度、中度和重度反流 3 种。急性二尖瓣关闭不全多由于腱索断裂、乳头肌功能不全或乳头肌断裂所致，导致左房容量明显的超负荷。急性增加的左房压作用于肺循环,引起肺淤血、肺水肿和右心功能衰竭。慢性二尖瓣关闭不全病程进展缓慢,左房扩张的同时左室会出现离心性肥厚;左房扩张大多会引起房颤,持续性的左房扩张因牵张二尖瓣环会导致反流量进一步加大,最终出现肺高压,肺淤血和右心衰竭。二尖瓣反流患者,左室收缩时向两个方向射血,左室射血分数增加,部分血液射入低压的肺循环。当射血分数低于50%时提示左室收缩功能严重受损。

二尖瓣关闭不全压力-容量环(图4-3):左心室舒张末压仅在左心室舒张末容量显著增加时才升高,表示左心室顺应性显著增加,左心室等容收缩期几乎完全消失,因为左心室开始收缩,早期主动脉瓣尚未开放就立即射血(反流)入左心室。

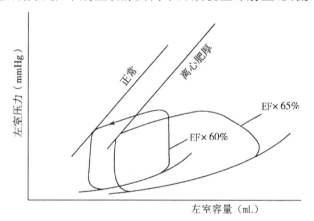

图 4-3 二尖瓣关闭不全压力-容量环

注:慢性二尖瓣反流超负荷,左心室壁肥厚心腔扩大,压力-容量环类似主动脉瓣反流,向右移,反流射血入低压左心房,射血分数(EF)不变或反而增加

3.主动脉瓣狭窄

主动脉瓣跨瓣压差<3.3 kPa(25 mmHg)时为轻度狭窄,3.3~6.7 kPa(25~50 mmHg)为中度狭窄,>6.7 kPa(50 mmHg)为重度狭窄。主动脉瓣狭窄时左室后负荷增加,左室收缩期压力负荷增加,导致心肌纤维肥厚,左室向心性肥厚,心脏重量增加,心肌氧耗增加,而心肌毛细血管并不增加,左室压增加及肥厚心肌纤维的挤压,使壁内心肌血管血流量减少,而左室收缩压增加与外周动脉舒张压降低严重影响冠脉的血流供应。

主动脉瓣狭窄压力-容量环(图4-4)表现为舒张压容量曲线升高、陡峭,反映心室顺应性降低,收缩时压力极显著升高。早期由于心肌收缩性保持正常,因此每搏量改变不大。

4.主动脉瓣关闭不全

急性主动脉瓣关闭不全常导致左心室容量负荷增加,从而引起舒张期左室急性扩张,左室舒张末期压力上升,二尖瓣提前关闭致每搏量和前向血流减少。慢性主动脉瓣关闭不全引起左室容量负荷的增加和离心性左心室肥厚,左心室舒张末期容积增加缓慢,左心室舒张末期压力仍可相对正常;随着病情的不断发展,冠脉的灌注最终会减低,导致不可逆性左室心肌受损和功能失常,心排出量也会进一步降低。

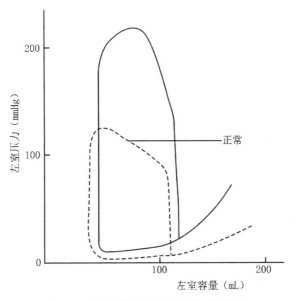

图 4-4　主动脉瓣狭窄心室压力-容量环

主动脉瓣关闭不全压力-容量环(图 4-5):急性主动脉瓣关闭不全心室舒张末充盈压显著升高,每搏容量、射血分数均下降。

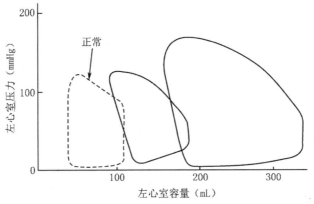

图 4-5　主动脉瓣关闭不全压力-容量环

注:急性(中环),慢性(右环)

(三)常见瓣膜病变的血流动力学变化

常见瓣膜病变的血流动力学变化见表 4-1。

表 4-1　常见瓣膜病变的血流动力学变化

	左室前负荷	心率	心肌收缩力	体循环阻力	肺循环阻力
二尖瓣狭窄(MS)	↓	↓	↔,↑	↔	↑
二尖瓣关闭不全(MI)	↑,↓	↑,↔	↔,↑	↓	↓
主动脉瓣狭窄(AS)	↑	↓(窦性),↔	↔	↑	↔
MS+MI	↑	↔	↔,↑	↓,↔	↓
MS+AS	↑	↓,↔	↔	↑	↓
MS+AI	↑	↔	↔,↑	↓	↓
MI+AS	↑	↔	↔	↑	↓
MI+AI	↑	↑	↔,↑	↓	↔
AS+AI	↑	↔	↔	↔,↑	↓

注:↑:使升高;↓:使降低;↔:保持不变或正常

二、围术期麻醉

(一)麻醉处理原则

对瓣膜病患者选择麻醉药物应作全面衡量,通常考虑以下几方面问题:①对心肌收缩力是抑制还是促进。②对心率是加快还是减慢。某些病例因心率适度加快而可增加心排血量;心率减慢对心力衰竭、心动过速或以瓣膜狭窄为主的病例可能起到有利作用,但对以关闭不全为主的瓣膜病则可增加反流量而降低舒张压,增加心室容量和压力,使冠状动脉供血减少。③是否扰乱窦性心律或兴奋异位节律点,心律失常可使心肌收缩力及心室舒张末期容量改变,脑血流及冠状血流出现变化。④对前负荷的影响,如大剂量吗啡因组胺释放使血管扩张,前负荷减轻,对以关闭不全为主的瓣膜病则可能引起低血压;对以狭窄为主的瓣膜病也应维持一定的前负荷,否则也可因左室充盈不足而减少心排出量。⑤用血管收缩药增加后负荷,对以关闭不全为主的瓣膜病可引起反流增加和冠脉血流减少,从而可加重病情,此时用血管扩张药降低后负荷则有利于血压的维持。⑥对心肌氧耗的影响,如氯胺酮可兴奋循环,促进心脏收缩及血压升高,但增加心肌氧耗,选用前应衡量其利弊。

心脏瓣膜置换术的麻醉要求,力求使各种药物对心血管功能减损降至最低限度为原则。对气管内插管和外科操作无强烈、过度的应激反应,改善心脏的负荷状况,保持血流动力学的相对稳定,并按药效和病情随时加以调整,复合全麻的用药配合得当、品种和用量适宜、注药速度掌握合理。目前仍以芬太尼、舒芬太尼作为复合全麻主药,配合适当的镇静用药,并按需吸入低浓度的卤族全麻药,以维护心血管系统功能。

(二)几种常见瓣膜病手术的麻醉注意事项

1.二尖瓣狭窄

(1)围术期避免使用导致心动过速、肺血管阻力增加、前负荷下降或者心肌收缩力降低的药物;适当的补充血容量,严密监测血流动力学的变化。

(2)对于术前已存在的房颤,药物控制持续用至术前;对于新出现的房颤,尝试电复律,以期恢复窦性心律。原有房颤出现室性心动过速者,应立即药物控制,避免血流动力学恶化。

(3)避免使用加重肺动脉高压的药物,围术期肺动脉漂浮导管监测有益,但是应注意肺动脉破裂的风险。

(4)术中 TEE 有助于探查二尖瓣成形或者置换情况,判断有无反流和瓣周漏,评估心肌收缩力和容量负荷情况。

(5)围术期努力避免心室率过快。一般转前维持心室率 60～80 次/分较合适。停机后,心室率维持在 90～110 次/分较合适。

(6)停机前应充分强心扩血管,增强心肌收缩力,降低后负荷,同时注意输血输液的速度,避免心脏过胀,在维持血流动力学稳定的情况下,使心脏处于相对欠容的状态。停机后注意控制血压,一般维持收缩压 13.3～16.0 kPa(100～120)mmHg 为宜。

2.二尖瓣关闭不全

(1)患者在转机前注意勿让心率过慢,一般维持心室率 90～100 次/分为宜。维持较低的体循环阻力,减少二尖瓣反流,但应维持心室的收缩力。

(2)围术期使用 TEE 评估左室的功能,同时监测心脏的容量负荷,指导液体输注。对于二尖瓣成形或者置换后是否伴有瓣周漏和监测跨瓣的压力梯度有重要的意义。

(3)停机后一般需要使用小剂量的多巴胺与硝酸甘油或硝普钠强心扩血管支持治疗,停机后需要适当补充血容量。但围术期反流的严重程度,左室的射血分数,肺高压的程度和升主动脉的阻断时间是选择血管活性药物需要考虑的因素。

3.主动脉瓣狭窄

(1)在体外循环转机前应维持心室率勿过慢或过快,以免心室压力过大,加重心内膜下心肌缺血。一般维持 70～90 次/分为宜。

(2)麻醉诱导前,应做好随时因血流动力学的剧烈变化需要紧急转机的准备。麻醉诱导时,应避免使用负性肌力药和血管扩张药,否则会显著减低心脏的前后负荷和心肌收缩力,引起血流动力学剧烈波动,严重者危及生命。

(3)围术期可使用强效的 α 肾上腺素受体激动剂如去氧肾上腺素,处理血压的降低,维持血流动力学的稳定。

(4)使用肺动脉漂浮导管监测肺动脉压,外周阻力,评估心排量和心脏指数的变化,指导治疗。

(5)主动脉瓣狭窄患者一般由于左室压力负荷过重,术中需要加强心肌保护,心脏复跳后舒张压不能过低,以保证心脏舒张期灌注。

(6)结合 TEE 评估心脏左室的收缩功能,心脏的前后负荷,测量瓣环的大小,术后评估有无瓣周漏和反流量的大小;指导停机前心腔排气,避免大量气体进入冠脉引起心室颤动等恶性心律失常,引起血流动力学的剧烈波动。

4.主动脉瓣关闭不全

(1)患者在体外循环转机前应注意心率不要过慢,一般心率维持 80～100 次/分为宜。

(2)麻醉诱导后外周阻力适当下降有助于增加有效心排出量,但应注意勿使舒张压过低,降低心脏舒张期供血,必要时应加快输液或使用小量去氧肾上腺素提升舒张压。

(3)使用肺动脉漂浮导管检测围术期患者的心排量和心脏指数,有助于指导临床用药。停机后有助于指导临床药物治疗和液体输注,维持最佳的前负荷和心肌的收缩功能。

(4)TEE 监测技术有助于评估术前左室功能和主动脉瓣反流量的大小,测量瓣环大小和瓣膜置换后监测有无瓣周漏、反流量和跨瓣压力梯度。

(5)左室大的患者术后一般需要正性肌力药物支持,必要时使用硝酸甘油类药物扩张冠状动脉,预防心肌缺血。

第三节 先天性心脏病患者的麻醉

一、先天性心脏病的病理生理特点

先天性心脏病病变类型多,每一种疾病往往有不同程度的分流或者肺血管的病变。根据解剖上的变异和肺血管病变的特点,大多数病变可归纳为以下4类病变中的一种:①导致肺血增多的疾病;②导致肺血减少的疾病;③导致血流梗阻的疾病;④肺-体循环未交换的病变如大动脉转位等。前两类病变的疾病都存在异常分流,既包括单纯性分流,也包括复杂性分流。分流的方向取决于分流通路的大小和两侧的相对阻力,同时决定了患者的临床表现。而第三类疾病则通常因为瓣膜或者大血管解剖的变异等不产生分流。第四类由于肺循环和体循环静脉回流的血液混合,可出现体循环的低氧血症;根据肺血流病变是否存在梗阻,肺血流的病变有增多和减少之分。

二、小儿先天性心脏病的麻醉处理

(一)麻醉处理原则及用药

1.麻醉诱导和维持

小儿先天性心脏病常用静脉快速诱导气管插管。对右向左分流的患儿,应防止静脉管道中出现气泡,否则这些气泡将更迅速地进入体循环,可能产生严重并发症。阿片类药物复合静脉麻醉药及非去极化肌松药分次缓注可顺利完成气管插管。

麻醉维持采用适当浓度的吸入全麻药复合阿片类药物、镇静药和肌松药,在良好的呼吸、循环管理条件下使患儿平稳地度过麻醉和手术。

2.麻醉药的选择

(1)吸入麻醉药。①异氟烷:异氟烷的血/气分配系数低,对循环抑制作用弱,抑制程度次序是异氟烷<恩氟烷<氟烷),适用于心血管手术。异氟烷所致的血压降低主要是由 SVR 降低引起,而对心肌抑制较轻。不会诱发心律失常。对肺循环的影响小。②七氟烷:七氟烷具有血/气分配系数低(0.63)的特点,诱导和苏醒迅速。对呼吸道刺激性小,又有特殊的芳香味,特别适用于小儿麻醉。心肌无显著抑制,抑制交感神经,表现为心率减慢。对冠状动脉有扩张作用,可

降低冠状血管阻力,增加心肌血流。③地氟烷:血气分配系数为 0.42,对气道有刺激性,临床上较少单独用于诱导苏醒更快。对循环系统的影响与异氟烷相似,其对心肌抑制、血管扩张及血压下降作用比异氟烷小。不增加心肌对儿茶酚胺的敏感性,但深麻醉下可出现心律失常。地氟烷维持麻醉时应注意浓度调节幅度不可过大,否则血压常有剧烈波动。适用于需要术后早期拔管的先天性心脏病患儿。④氧化亚氮(N_2O):N_2O 用于先天性心脏病患者存在争议。氧化亚氮有负性肌力作用,应用于先心患儿可引起明显的心肌抑制,故不宜用于心功能差的患儿。体外循环转流结束后初阶段,在使用 N_2O 时应特别注意它对循环功能的抑制作用,必要时暂停吸入。不主张用于先天性心脏病麻醉。

(2)静脉麻醉药。①咪达唑仑:可增强其他麻醉药的镇痛作用,是心血管手术麻醉中重要的辅助用药。常用于麻醉诱导(0.1~0.2 mg/kg),与阿片类药物合用时应注意 SVR 下降可能导致血压下降。②依托咪酯:对心血管系统无明显抑制作用,能维持血流动力学稳定,对 PVR 无影响,适用于心脏手术的麻醉诱导,常用剂量为 0.2~0.3 mg/kg 缓慢注射。镇痛和肌松作用差,预先静脉注射芬太尼 0.1 μg/kg,可减轻或消除诱导期可能出现的肌肉抽搐、强直和局部疼痛。可抑制肾上腺皮质功能,干扰正常应激反应,故不宜长期使用。③氯胺酮:镇痛作用良好,可兴奋血管收缩中枢,使血压升高、心率加快、心排出量增加,心肌氧耗增加。增加 SVR,减少右向左分流,从而使发绀病儿的动脉血氧饱和度有所改善。起效快,麻醉诱导剂量为 2 mg/kg。冠状动脉畸形、严重主动脉狭窄、左心发育不良伴主动脉闭锁以及升主动脉发育不全等患儿,由于冠状动脉供血相对不足,有引起室颤的危险。④丙泊酚:对循环的抑制作用主要表现为血管扩张所致的血压下降以及心动过缓和结性心律发生率增加,故只能用于心功能良好的患儿。通常,心脏手术麻醉诱导量为 1~2 mg/kg 缓慢静脉注射,术中静脉持续输注剂量为 4~8 mg/(kg·h)。

(3)镇痛药:大剂量芬太尼(25~75 μg/kg)应用于新生儿及婴儿先天性心脏病麻醉,可抑制内分泌及应激反应,术中血流动力学稳定。新生儿用较小剂量的芬太尼(10 μg/kg)也能获得有效的麻醉,但长时间手术仍需用较大剂量。如果与维库溴铵合用,应注意可能发生的心动过缓。CPB 开始前应追加剂量。舒芬太尼有类似芬太尼的药理作用,常用的诱导剂量为 2~4 μg/kg,维持量为 0.2~0.5 μg/(kg·min)。阿芬太尼作用时间短,在单次静脉注射 20 μg/kg 后,按 1 μg/(kg·min)静脉滴注维持,血流动力学稳定,减少机体应激反应。瑞芬太尼为超短效阿片类药,镇痛效价与芬太尼相似,药物可控性好,剂量范围较大,

常用剂量为 $1 \mu g/(kg \cdot min)$,缺点在于手术结束停止输注后镇痛效应很快消失,因此必须在手术后改用镇痛剂量输注或在缝皮前 30 分钟左右给予镇痛剂量的长效阿片类药物。

(4)肌松药:维库溴铵心血管作用稳定,与芬太尼或丙泊酚合用可发生明显的心动过缓。麻醉诱导剂量通常分别为 $0.5 mg/kg$ 和 $0.1 mg/kg$,术中静脉持续输注剂量分别为 $0.4 mg/(kg \cdot h)$ 和 $80 \mu g/(kg \cdot h)$。罗库溴铵的起效时间接近琥珀胆碱,对循环影响小,无明显的组胺释放,因此适用于心脏手术的麻醉诱导和维持。小儿单次静脉注射 $0.6 \sim 0.9 mg/kg$ 后 $1 \sim 1.5$ 分钟起效,静脉持续输注用量为 $6 \sim 8 \mu g/(kg \cdot min)$。顺阿曲库胺无组胺释放,不依肝肾功能,可用于小儿心脏手术。

(二)几种先天性心脏病手术的麻醉

1.房间隔缺损

(1)房间隔缺损患儿手术时,主动脉插管与上下腔静脉插管时容易出现血压低及心律失常,应注意及时补充血容量,或经体外循环主动脉插管动脉输血维持血压,必要时应告知外科医师暂停手术操作。

(2)停机后注意较大的房间隔缺损患者一般存在左室偏小以及肺动脉高压的问题。其预防措施是在停机前给予正性肌力药物与血管扩张药充分强心扩血管。

(3)合并肺动脉高压的患儿可以使用硝酸酯类、前列腺素 E_1、NO 或前列环素吸入治疗。

(4)原发孔型房间隔缺损的患儿常合并二尖瓣裂,必要时缝合恢复其完整性;同时应注意走行于下方的房室传导系统,避免出现房室传导阻滞。

(5)房间隔缺损的患儿,左向右分流使的右心容量较高,外科手术解除分流因素后,右心房容量会急剧下降,倘若以 CVP 目标值的标准补充血容量,会出现容量超负荷的可能,因此应直视心脏充盈情况判断容量负荷较佳。

2.室间隔缺损

(1)室间隔缺损的患儿大多数在体外循环下行完成修补手术,气管插管后应注意避免过度通气,低碳酸血症和高氧分压会扩张肺血管,降低肺血管的阻力,加重室间隔缺损的分流量,引起血流动力学的不稳定。

(2)对于室间隔缺损的患者来说,心室间血流自由交通,左心室与右心室均得到了充分的锻炼,如果术中心肌保护效果好,停机后可以使用血管扩张药降低心脏的后负荷以及降低肺动脉压力。

(3)一般不需要使用正性肌力药物支持心功能,或仅使用小剂量多巴胺支持,必要时磷酸二酯酶抑制剂。由于其独特的扩张肺血管作用,对于出现右心功能不全的患儿更有益。

3.动脉导管未闭

较粗大或窗型动脉导管未闭患儿需要在体外循环下手术,动脉导管较细、导管较长的患儿一般不需要体外循环,在控制性降压的情况下经左第四肋间后外侧切口直接缝扎动脉导管即可。术中在吸入强效吸入麻醉药物基础上使用硝普钠控制性降压,钳夹动脉导管时需要将收缩压降至 9.3～10.7 kPa(70～80 mmHg)。

4.主动脉弓缩窄

(1)主动脉弓缩窄手术可以不使用体外循环,在控制性降压下高位阻断近心端主动脉弓、左锁骨下动脉以及远端胸主动脉。

(2)用体外循环时,小儿一般采用深低温停循环,成人一般采用深低温上下身分别插管灌注的方法,以保证术中重要脏器的血流灌注。

(3)右侧桡动脉置管监测血压,主动脉阻断会引起上半身血压升高,此时降压应格外小心,避免因脊髓灌注不足出现术后截瘫;主动脉开放后应积极控制患者的血压,小心血压反常性升高,足够的镇痛有助于血压的控制。

5.法洛四联症

(1)法洛四联症患儿肺动脉漏斗部狭窄程度决定了其生理变化,总的表现是肺血流量减少,体循环血流量增多。

(2)当体循环阻力降低或漏斗部痉挛时,体、肺循环阻力失衡,右向左分流增加诱发缺氧发作,可使用去氧肾上腺素升高外周阻力,减少分流,增加回心血量,减轻漏斗部的痉挛,从而减轻缺氧症状。

(3)术前评估应根据发绀的程度综合评估,通常法洛四联症的患儿长期慢性缺氧,出现红细胞增多,血液黏滞度增加,术前应补充足够的水分。

(4)麻醉期间必须保持气道通畅,避免因气道梗阻诱发缺氧事件的发生;在深麻醉的同时要维持较高的外周阻力和较低的肺血管阻力,既能减少右向左分流又能增加肺血流量,改善氧合。

(5)法洛四联症患儿应注意麻醉后外周血管阻力降低或右室流出道痉挛导致右向左分流增加与 SpO_2 降低,以及停机后由于左心发育不良与肺血突然增加导致急性左心衰竭与肺水肿,或术前肺血管发育不全、术中右心保护不良、右室切口过大影响右心室收缩功能,导致停机后急性右心衰竭或全心衰竭。

6.大动脉转位

(1)完全性大动脉转位患儿体循环和肺循环相互独立,呈并列关系,血氧饱和度的维持依赖于心房、心室以及肺动脉与主动脉水平产生的体肺循环血混合程度。因此转机前麻醉维持应保证足够的体肺循环血混合及维持适当的肺血流。

(2)大动脉转位的患儿术前已开始持续输注前列腺素 E,输注不能中断,同时要避免使用对心肌功能抑制的药物。心肺转流时期增加的肺血管阻力可增加右心负荷,注意右心功能不全的出现。

第四节　非直视心脏手术患者的麻醉

一、基本原则

维持患者检查时安静不动,对手术刺激无反应,同时需要保持患者呼吸循环功能稳定,避免心功能与呼吸抑制,避免右向左分流加重导致患者缺氧发作。

二、病理生理

非直视心脏手术种类多,包括小儿先天性心脏病的检查、封堵手术和缩窄性心包手术等。临床上需要每一位麻醉医师扎实地掌握具体相关疾病的病理生理,才能更好地服务于临床。

三、麻醉处理

(一)先天性心脏病患儿诊断检查

CT 室检查和 MRI 检查,可以使用水合氯醛灌肠基础麻醉或氯胺酮肌内注射基础麻醉。使用丙泊酚静脉麻醉,注意维持呼吸道通畅,维持外周血管阻力。小儿先天性心脏病心导管室检查,要求患儿检查术中不动,维持血压呼吸平稳,避免呼吸抑制。封堵手术的麻醉时,一般需要监测有创动脉血压,注意在伞堵时由于导丝或伞刺激心脏,可以导致各种心律失常,应注意及时对症处理,必要时应暂停手术刺激。

(二)缩窄性心包炎手术的麻醉

缩窄性心包炎见于结核患者,亦可见于特发性或病毒性心包炎、慢性肾衰竭、结缔组织疾病(如类风湿关节炎)及心包肿瘤等疾病,有时亦可发生于外伤或心脏手术后心包腔内积血或纵隔放射治疗之后。随着疾病进展,心功能不全势必日益严重,宜及早治疗。

1.病情特点

缩窄性心包炎主要病理生理改变是心脏不能充分充盈。心脏指数及心搏指数均降低,并且动静脉血氧差亦增大。心排血量的下降,且主要依靠增快心率来代偿。缩窄性心包炎患者血浆容量、红细胞容量及总循环血容量均代偿性地增加,产生大量的胸腔积液和腹水,通气和换气功能均受影响,乏力、呼吸困难、末梢水肿、腹水、颈静脉怒张及肝大。脉搏纤细,脉压狭小,常伴奇脉。多数患者血、尿常规在正常范围内,清蛋白显著降低。由于术前治疗中采用低盐饮食及利尿药,易引起电解质紊乱。

2.术前准备

应摄取高蛋白饮食,必要时可从静脉补充白蛋白或小量分次输血,以提高血浆蛋白含量及增加血浆胶体渗透压。应利尿或抽胸、腹水,以减少对呼吸功能的影响,避免心包切除后回心血量猛增而引起急性心力衰竭,应注意纠正电解质紊乱。

3.麻醉诱导

对循环功能的抑制应最小。全麻的诱导须平稳,用小剂量咪达唑仑和依托咪酯等诱导,用肌松药后进行气管内插管。手术及麻醉的策略是争取在最短的时间内切开心包,改善血流动力学。

4.麻醉维持

吸入麻醉药均有较强的心肌抑制作用,应从低浓度开始,使用时应十分小心。尽可能维持血压稳定,配合局麻或静脉给予阿片类药物镇痛,以使患者耐受切皮或锯胸骨等强烈刺激。切除心包时应密切注意血压的变化,并与手术者密切配合。术中患者宜采用头高位,防止心包切除后,静脉回血骤增,使已萎缩的心肌不能适应而发生急性心力衰竭。加强术中心电图和中心静脉压监测,适度限制液体的入量,除非失血过多,一般患者并无输血的必要。注意控制呼吸,进行血气分析。在患者完全清醒,潮气量基本恢复正常,血气指标正常时方可拔除气管导管。

(三)心脏黏液瘤手术的麻醉

心脏肿瘤患者临床症状不一,黏液瘤以左心房为多发部位,主要有血流障碍及栓塞症状,一般年龄较大,心功能较差,心脏黏液瘤脆薄,带蒂随血流摆动,随时可能脱落,造成心室流入道梗阻,且脱落致远处,发生动脉栓塞或猝死,应及时手术治疗。

1.病情特点

患者均有不同程度的心功能障碍、贫血、发热,甚至瘤体脱落、栓塞等并发症,故要加强麻醉前检查,正确评估患者对麻醉、手术的耐受力。

2.术前准备

了解患者平时习惯于何种体位最舒适,尽量防止由于瘤体大、瘤蒂长的黏液瘤因体位改变而嵌入房室通道引起血流动力学剧烈改变,发生低心排或猝死。搬动患者时,注意循环功能的变化,不宜突然改变体位,以防意外。年老体弱、心功能不全者,术前应积极改善全身情况,尤其是改善心功能,控制肺部感染,纠正水电解质紊乱,待病情基本稳定后再考虑手术,以提高其麻醉和手术的耐受力。

3.麻醉处理

由于心房黏液瘤带蒂,体位改动时肿瘤可随心脏的舒缩而游动,蒂长者有堵塞瓣口而突然死亡的可能,气管插管等操作应轻柔,避免瘤体破碎。麻醉诱导应力求平稳,选择镇痛效果强、对心肺功能影响小的麻醉药,避免屏气、呛咳、肌束震颤的发生。麻醉、胸骨锯振动、心外探查、腔静脉置阻断带等操作均可导致瘤体破碎脱落,术中呼吸应采取小潮气量和相对快频率,心外探查尽量轻柔。腔静脉阻断带在转流并行循环心脏空虚后进行,以减轻对心脏按压而引起的瘤体破碎。右心房肿瘤注意在腔静脉插管不宜太深,在术中用超声心动图对心脏肿瘤进行连续监测,将更为有利,为防止由于肿瘤碎片或血栓脱落致冠状动脉、脑或肺栓塞,除手术操作轻柔及切除肿瘤后注意冲洗心腔外,最好在体外循环装置的动脉端安放微栓过滤装置。减少术后栓塞的发生。心房黏液瘤患者易出现肝素耐药,首次肝素化后 ACT<480 秒常需增加肝素量,同时 CPB 中应加强 ACT 监测。术前 X 线胸片两肺显示淤血症及肺血增多者,术中适当选用血管扩张药,以降低后负荷,增加心排血量。一般在体外循环开始静脉滴注硝普钠 0.5~4 $\mu g/(kg \cdot min)$。对心功能差者,心脏复跳后常需应用适量正性肌力药,加强心肌收缩力,增加每搏排血量和肾血流量。

4.术后管理

心脏黏液瘤患者多数并发慢性支气管炎、肺淤血、肺动脉高压,因此术后易发生呼吸衰竭。术后常规机械通气,待患者呼吸、循环稳定、血气分析正常后才停机,拔除气管导管。心脏黏液瘤患者多在术前有不同程度的充血性心力衰竭表现,为避免术后并发低心排综合征,应在主动脉阻断后或开放前应用扩血管药,如硝酸甘油,以防止体血管收缩,改善微循环,减少左心后负荷,降低心肌耗氧,增加心排血量,心脏复跳后必要时酌情应用小剂量多巴酚丁胺等血管活性药物,增强心肌收缩力和肾血流量。

第五节　快通道心脏手术患者的麻醉

快通道心脏手术麻醉(FTCA)指优化麻醉方法与管理措施,目的为使心血管手术患者在术后1～6小时内尽可能拔除气管导管,缩短患者在术后ICU的治疗时间,在不增加手术并发症,不降低患者医疗质量,保证围术期安全的前提下,降低患者的医疗费用。

一、基本内容

实施快通道手术麻醉的前提是首先要保证患者的生命安全,围术期需要积极做好以下方面的准备。①术前检查及所有术前知情同意书与签字均在入院前完成,减少入院后等待手术时间。②麻醉药物选用短效速效麻醉药,让患者术后尽早苏醒,拔除气管导管,减少ICU治疗时间,尽快转回病房普通病床。③麻醉中减少芬太尼、舒芬太尼的用量,避免术后阿片类药物的呼吸抑制,影响气管拔管时间。④术后加强镇痛治疗。

二、麻醉要点及基本原则

在保证患者术中安全、降低患者应激反应,保证麻醉深度的前提下,避免患者术中知晓,维持血流动力学稳定,维持血容量、水、电解质、酸碱、代谢平衡,维持心肌氧供需平衡,保护心、脑、肺、肾、脊髓等重要脏器功能。降低术中芬太尼、舒芬太尼等阿片类药物的用量,用超短效阿片类镇痛药瑞芬太尼持续输注可充分抑制神经体液的应激反应,但术后应加强镇痛,可以使用胸部硬膜外或静脉PCA镇痛。使用短效非去极化肌松剂维库溴铵、阿曲库铵或顺阿曲库胺等。α_2受体激动剂如右美托咪定常作为辅助药可持续静脉输注使用,围术期用于镇静和镇痛,不仅可以减少麻醉药物的用量,也可加快患者术后苏醒。

三、注意事项

术前药物一般为吗啡0.1 mg/kg,东莨菪碱0.3 mg。注意切皮与劈胸骨、胸骨牵开器撑开胸骨时应及时加深麻醉,一般提前吸入七氟烷、地氟烷或异氟烷或静脉注射适量丙泊酚,必要时使用血管扩张药物或β受体阻滞药如艾司洛尔降低血压和心率,尽量维持血流动力学平稳,防止血压一过性增高、心率过快。心脏表面操作时容易发生各种心律失常,尤其是室性心律失常,应及时处理,室性心律失常可静脉注射利多卡因处理。停机后一般使用吸入麻醉药物与丙泊酚静吸复合麻醉维持,维持血容量稳定,使用硝酸酯类药物控制血压,扩张冠脉,维持冠脉有效灌注。维持水、电解质、酸碱代谢平衡,使用适量鱼精蛋白中和肝素,使ACT维持在术前水平。诱导时使用阿片类药物和患者胸骨缝合后谨慎使用阿片类药物即可保证患者足够的通气和镇痛效果。

四、术后早期气管拔管的禁忌证

(1)术后肺损伤,肺功能不全,发生低氧血症与高碳酸血症。

(2)术后心功能不全或发生低心排综合征,需要呼吸支持治疗者。

(3)术后脑功能障碍,意识恢复不彻底者。

(4)术后发生肾功能不全,需要持续透析者。

(5)重度肺动脉高压需要呼吸机支持治疗者。

(6)术后胸腔引流连续4小时超过150 mL/h者。

五、术后ICU镇静镇痛

常采用芬太尼、舒芬太尼患者静脉PCA镇痛,或使用胸部硬膜外镇痛,但应注意避免呼吸抑制、恶心、呕吐等并发症发生。右美托咪定常用于患者术后镇静,可持续静脉输注0.2～0.7 $\mu g/(kg \cdot h)$。

第六节　冠状动脉旁路移植术患者的麻醉

一、病理生理

(一)概念及治疗

(1)冠状动脉粥样硬化性心脏病(简称冠心病)是由冠状动脉粥样硬化斑块所导致的冠状动脉管腔狭窄、甚至完全堵塞,使冠状动脉血流不同程度的减少,引起心肌氧供与氧需失去平衡,而导致的心脏病。作为全身动脉粥样硬化的一部分,冠状动脉粥样硬化表现为冠状动脉某部位的脂质、黏多糖、血小板及钙等的沉着,形成粥样硬化斑块,导致冠状动脉狭窄、血流储备能力下降,当心肌耗氧量增加时,产生心绞痛,甚至发生心肌梗死。另外,冠状动脉痉挛在心肌缺血的发生中也起重要作用。

(2)目前冠心病的治疗主要包括3种:药物治疗、介入治疗和冠状动脉旁路移植术治疗。药物治疗是最经典的治疗方法,仍然占有重要的地位。当冠心病经药物治疗无效、介入治疗后再狭窄或不适于介入治疗、心肌梗死后严重并发症如室壁瘤、室间隔穿孔和乳头肌断裂等,经冠状动脉造影发现其主干或主要分支明显狭窄、远端血管通畅,均适于外科手术治疗。主要方法包括冠状动脉旁路移植术、室壁瘤切除或折叠术、室间隔穿孔修补术等。

(二)心肌氧供与氧耗的决定因素及左、右心室冠状动脉供血的时相差异

1.心肌氧供的主要决定因素

动脉血氧含量、冠状动脉血流。动脉血氧含量取决于血红蛋白浓度、血氧饱和度和氧分压;而冠状动脉血流=冠状动脉灌注压/冠状血管的阻力。心肌代谢产物、自主神经张力、内分泌激素水平和冠脉解剖等因素影响脑血管阻力,冠状动脉灌注压主要受血流动力学因素的影响。

2.心肌氧耗的决定因素

心率、心肌收缩力和心室壁张力,其中心率是最主要的影响因素;室壁张力受心室内压(后负荷)、心室腔大小(前负荷)和室壁厚度等因素的影响。

3.左、右心室冠状动脉供血时相的差异

左心室总的冠状动脉血流85%来自舒张期,只有15%来自收缩期;大部分血流供应左心室心外膜和心肌中层,而左心室心内膜下血流则全部来自舒张期。心肌收缩时,室内压增加、内膜下心肌收缩,导致内膜下小动脉关闭,故左心室心内膜下最易发生缺血。大多数人的冠状动脉为右优势(后降支起源于右冠状动脉),由于右冠状动脉主要供应右心室壁的血液,故其收缩期与舒张期均有供血。

(三)冠心病心绞痛的分类和治疗

(1)根据世界卫生组织将心绞痛分为两型:劳力型心绞痛和自发型心绞痛。劳力型心绞痛又分稳定劳力、初发劳力及恶化劳力型心绞痛;自发型心绞痛根据发作时ST段压低或抬高分为单纯自发型(ST段压低)和变异型心绞痛(ST段抬高)。

(2)稳定劳力性心绞痛治疗以β受体阻滞剂为主,辅以硝酸酯类血管扩张药。初发劳力型心绞痛,由于病程短,临床表现差异大,常采用硝酸酯类、钙通道阻滞剂、β受体阻滞剂、抗血小板药等多种药物的联合治疗。对恶化劳力型心绞痛,常并用硝酸酯类及钙通道阻滞剂以预防冠脉收缩,疼痛发作频繁时,常持续静脉滴注硝酸甘油。自发型心绞痛治疗药物以钙通道阻滞剂为主,有时需两种钙通道阻滞剂联合应用。对变异型心绞痛一般不主张单独应用β受体阻滞剂。

二、手术方法

冠状动脉旁路移植术的手术方法主要分为两种:体外循环下行冠状动脉旁路移植术和常温非体外循环下冠状动脉旁路移植术。目前世界多数医疗中心倾向于体外循环下行冠状动脉旁路移植术。两种方法的选择主要取决于各医疗中心的设备条件、患者的情况(如心功能状况、有无重要脏器并发症、冠状动脉的条件等)、外科医师的喜好、麻醉及体外循环医师技术等。对于合并有呼吸功能不全、肝肾功能不全、严重的颈内动脉狭窄等体外循环高危的患者目前倾向选用常温非体外循环下冠状动脉旁路移植术。

三、麻醉术前用药

(1)一般情况下,术前治疗用药如β受体阻滞剂、钙通道阻滞剂、硝酸酯类应持续应用至手术当天,并根据术前心绞痛的性质、心绞痛控制的程度及心率、血压等调整药物的剂量,必要时适时加量。术前停用血管紧张素转换酶抑制剂和血管紧张素Ⅱ受体阻滞剂,以防围术期发生顽固性低血压。

(2)镇静类药物建议根据患者的用药史、年龄等具体情况,特别是心功能状况合理应用,以消除患者的紧张情绪、充分镇静。东莨菪碱在高龄患者不用或改用盐酸戊乙奎醚。

四、术中监测

(1)心电图和最常用的无创性监测,以五导联线的监测较好。心电图不仅可监测心率及心律,其 V_5 监测对心肌缺血的检出率也较高,可达75%;可及时发现围术期各种心律失常、心肌缺血。

(2)呼吸及氧合指标的监测:包括最常用的脉搏血氧饱和度、潮气量、呼吸次数、气道压力及呼气末二氧化碳等。美国麻醉医师协会建议所有气管插管的患者应监测呼气末二氧化碳波形及分压。

(3)温度监测:通常选用鼻咽温、膀胱或直肠温。

(4)有创动脉压:提供即时、持续、准确和直观的血压变化,通常在麻醉诱导前在局部麻醉下完成动脉置管测压。

(5)中心静脉压通常情况下在麻醉诱导后行颈内静脉或锁骨下静脉穿刺置

管,中心静脉压主要反映右心前负荷,对于左心充盈压的间接反映应根据具体情况判断。

(6)凝血指标、尿量等。

(7)Swan-Ganz导管:选择性放置Swan-Ganz导管,结合心率和动脉压监测,可获得全部的血流动力学变化资料,及时、全面地了解患者的循环情况,指导治疗。

(8)经胸超声心动图可及早发现心肌缺血、心脏各瓣膜情况、心脏充盈及收缩情况、各种导管位置及心内有无气泡等。

五、麻醉药物的选择

(一)非阿片类静脉麻醉药

1.地西泮

地西泮具有镇静、抗焦虑和止痉作用。临床剂量引起血压、心率轻度下降、扩张冠状动脉,降低左心室舒张末压;对于心功能差、低血容量的患者一般不建议用于麻醉诱导。当大剂量(1~2 mg/kg)时,可以降低心率、心肌收缩力、心肌耗氧量和全身血管阻力,引起血压下降。

2.咪哒唑仑

咪哒唑仑具有苯二氮䓬类药共有的镇静、催眠、遗忘及抗焦虑等作用。咪哒唑仑与地西泮相比具有起效快、作用时间短等优点;但咪哒唑仑的扩血管作用、血压降低及心肌的抑制作用较地西泮明显。目前临床上咪哒唑仑多用于麻醉诱导。

3.依托咪酯

依托咪酯对心率、血压和心排血量的影响小、没有明显的心肌抑制作用,适于血流动力学不稳定患者的麻醉诱导。常用诱导剂量(0.3 mg/kg)不改变心率,但对气管插管后心率增快、血压升高也无预防作用。

4.丙泊酚

丙泊酚对心血管的抑制作用呈剂量依赖性,当血浆浓度达10 μg/mL时,左心室dp/dt明显降低,提示大剂量丙泊酚有明显的心肌抑制作用。麻醉诱导时易发生低血压,主要原因是由于外周血管扩张。丙泊酚2 mg/kg诱导,约30%的患者发生低血压,严重者收缩压可降低50%。丙泊酚麻醉下,由于外周血管扩张,心排血量可轻度增加,因中枢迷走样作用,使心率减慢,心肌耗氧量下降,心肌氧供耗平衡维持良好。

(二)阿片类麻醉性镇痛药

1.芬太尼

芬太尼镇痛作用较吗啡强 100 倍,但持续时间短。芬太尼无明显的组织胺释放作用,对静脉容量血管床亦无明显的扩张作用。芬太尼的迷走兴奋作用可减慢心率。由于芬太尼对心肌无抑制作用,不干扰心肌的氧供/需平衡,不明显影响循环,故大剂量芬太尼麻醉对心血管系统有良好的稳定作用。但大剂量芬太尼麻醉难以实施术后早期气管拔管,不利于术后患者的快速周转。

2.舒芬太尼

舒芬太尼镇痛作用最强,较芬太尼强 5～10 倍,对心肌收缩力的抑制不明显,血浆消除半衰期亦较芬太尼短(芬太尼为 219 分钟,而舒芬太尼为 149 分钟),故清醒时间和术后呼吸抑制时间均短于芬太尼。舒芬太尼与芬太尼相比由于其镇痛作用更强、心血管系统更稳定、消除快,临床上有取代芬太尼用于心血管麻醉的趋势。

3.瑞芬太尼

瑞芬太尼是目前起效最快、作用时间最短的阿片类麻醉性镇痛药,其消除不受血浆胆碱酯酶的影响,与芬太尼一样无明显的组胺释放作用,对心血管的影响与芬太尼类似,镇痛效价略强于芬太尼。与其他阿片类药物不同,即使长时间、大剂量输注,停药后其血浆浓度下降很快,适于术后早期气管拔管和术后患者的快速周转。

(三)吸入麻醉药

总的来说,挥发性吸入麻醉药既降低心肌的氧供,同时又降低心肌的氧耗;挥发性吸入麻醉药普遍对心肌收缩力有不同程度的抑制,其抑制强度的顺序一般认为:恩氟烷＞氟烷＞异氟烷≈七氟烷≈地氟烷。

1.异氟烷

异氟烷是目前临床上应用最广泛的吸入麻醉药之一,异氟烷是上述挥发性吸入麻醉药中扩血管作用最强的麻醉药,普遍用于控制性降压麻醉。对于冠心病麻醉中应用普遍担心的问题是"冠脉窃血",目前的文献主要见于动物实验,临床上未见明确的"冠脉窃血"报道。

2.七氟烷

七氟烷适于小儿患者的麻醉诱导,快速达到呼气末浓度与血、脑麻醉药分压的平衡,与钠石灰接触可产生 5 种代谢产物,大量的临床应用尚未见明显的毒副作用。最新的研究发现七氟烷与丙泊酚比较在常温非体外冠状动脉旁路移植术中应用具有明显的心肌保护作用,其机制与诱导"预适应"和"后适应"、减轻缺血与再灌注损伤有关。

(四)肌松药

绝大多数肌松药均可在冠状动脉旁路移植术手术中应用,应选用对心血管系统影响小的药物。维库溴铵和哌库溴铵无组织胺释放作用,对心血管系统无影响,应优先考虑。前者为中、短效肌松药,后者为长效肌松药。作为麻醉诱导用药可选用罗库溴铵,其起效快,适于气管插管,临床时效与维库溴铵相似;同样无组织胺释放作用,无不良血流动力学反应;但由于其迷走阻滞作用,剂量过大可能出现心率增快。

六、麻醉诱导与维持

(一)麻醉诱导

麻醉诱导的原则是根据患者的具体情况选择合理的药物配伍与剂量,避免血流动力学的明显波动,维持心肌氧供需平衡及机体重要脏器的有效灌注。目前临床上最常用的阿片类药是芬太尼(诱导剂量 $5\sim20\ \mu g/kg$)或舒芬太尼(诱导剂量 $1\sim3\ \mu g/kg$),对于拟在手术结束后早期快速拔管的患者可选用瑞芬太尼 $[0.2\sim0.5\ \mu g/(kg\cdot min)]$;镇静药根据情况可选用咪哒唑仑($3\sim5\ mg$)、依托咪酯($0.3\ mg/kg$)或丙泊酚($0.5\sim1\ mg/kg$)。为达到适宜的麻醉深度、抑制气管插管时的应激反应,避免气管插管前低血压,应在心电图和直接动脉测压的监测下,缓慢、间断地给药。对于心功能良好的患者麻醉诱导期间适当快速输液对防治诱导期低血压很重要;对术前严重心功能不全的患者,麻醉诱导应以芬太尼为主,镇静药选用依托咪酯。如麻醉诱导期间出现不可耐受的低血压,可静脉给予小剂量麻黄碱($3\sim6\ mg$)或去氧肾上腺素($0.05\sim0.2\ mg$),常可获得满意的效果。

(二)麻醉维持

冠心病患者的麻醉维持要求循环稳定,血压和心率不应随着手术刺激的强弱而明显上下波动。一般而言,术前心功能较好的患者,只要尿量满意,内环境稳定,无代谢紊乱,混合静脉血氧饱和度(SvO_2)$>70\%$,体外循环前心率在50次/分左右无须处理;但应注意容量的控制,避免容量过度。临床实践表明,体外循环前控制性心动过缓(心率50次/分左右)、控制性血压偏低[收缩压

12.0～13.3 kPa(90～100 mmHg)]的循环状态,对无高血压病史的患者,更有利于心肌氧的供耗平衡和储备。对于心功能较差,需要较高的交感神经张力来维持心排血量的患者,则须努力避免对心肌的任何抑制,必要时用正性肌力药来辅助循环。

七、体外循环冠状动脉旁路移植术的麻醉

(一)心肌保护和重要脏器灌注

对于大多数患者体外循环期间采用主动脉根部插管正行灌注含血冷晶体停跳液;冠状动脉病变严重,为加强心肌保护可采用主动脉根部插管和冠状静脉窦插管行正行、逆行灌注。体外循环期间机体其他重要脏器的保护在于低温及较高的灌注压[6.7～10.7 kPa(50～80 mmHg)],维持 SvO_2 在75%以上。

(二)体外循环期间低血压、高血压的处理

转流开始后由于多种因素的影响,灌注压往往较低 4.0～5.3 kPa(30～40 mmHg),一般可通过增加体外循环流量维持血压在可接受的水平,如血压持续在低水平,可通过体外循环给单纯 α 受体兴奋药,如去氧肾上腺素50～100 μg,往往可获得满意效果;但应注意患者对去氧肾上腺素的反应差异很大。由于多数冠心病患者年龄较大,常合并高血压及全身动脉硬化,转治中应根据患者的年龄、温度、有无并发症等多种因素确定合适的血压,一般应维持较高的流量[2.4～2.6 L/(min·m²)]和较高的灌注压。体外循环期间高血压一般可通过加深麻醉、应用血管扩张药处理。

(三)停机后的处理

停机后的处理主要包括正性肌力药、血管扩张药、β-受体或钙通道阻滞剂等的应用,是冠心病麻醉的重要环节之一。

(1)冠心病患者由于心肌缺血、心肌梗死或室壁瘤等原因,往往存在有不同程度的心功能不全,使得在麻醉处理中顾虑心功能受抑制,常给予正性肌力药来增强心肌收缩力。但任何正性肌力药均增加心肌耗氧,从所谓"安全""保险"角度,常规或预防性使用正性肌力药,对患者并无益处。1990年以前阜外医院冠状动脉旁路移植术术中使用正性肌力药物的比例高达90%,1995年仅约占10%,此后又继续下降。建议应用正性肌力药的指征:肺动脉楔压>16 mmHg,而平均动脉压<70 mmHg 或收缩压<90 mmHg,心脏指数<2.2 L/(min·m²), SvO_2 <65%;正性肌力药可选用多巴酚丁胺、多巴胺、肾上腺素、米力农等。

（2）硝酸甘油扩张冠状动脉、降低心肌氧耗、降低肺动脉压和肺动脉楔压，建议在冠心病患者麻醉中应用，特别是高血压、肺动脉楔压高、急性左或右心室功能不全等情况下应用；但须注意硝酸甘油易发生早期耐受性，而且随着病人年龄的增长，效力也逐渐减弱。

（3）β受体阻滞剂对冠心病患者的有益作用已被充分肯定，根据具体情况可选用艾司洛尔、美托洛尔等。由于β受体阻滞剂的负性肌力、负性变时等作用，应在严密的监测下，稀释、小剂量叠加，从深静脉（颈内或锁骨下）途径缓慢给药，一旦心率出现下降趋势即刻停药。对于高度依赖交感张力或快速心率来维持心排血量的患者，因易促发心力衰竭的发生，应避免应用。钙通道阻滞剂地尔硫䓬可扩张冠状动脉、防治冠脉痉挛、增加冠脉血流、改善心肌缺血，对心肌收缩力抑制不明显，对于全动脉化的患者可选用[剂量 1～3 μg/(kg·min)]。二氢吡啶类钙通道阻滞剂尼卡地平在全动脉化的患者也常应用。

八、非体外循环冠状动脉旁路移植术的麻醉

非体外循环下冠状动脉旁路移植术由于手术是在跳动的心脏上、无机械辅助循环的情况下进行，因此麻醉处理的困难较大。冠状动脉吻合期间，维持稳定的血流动力学、保持冠脉血流量，是麻醉处理的关键。下面简要介绍非体外循环冠状动脉旁路移植术麻醉处理的几点需注意的事项。

(一)容量控制

一般情况下，非体外循环冠状动脉旁路移植术远端吻合口的吻合循序是前降支、回旋支、右冠状动脉。吻合回旋支之前应限制液体输入量，因过多的前负荷增加心脏左心室舒张末容量，心室壁张力增加，进而增加心肌氧耗，而且也降低心肌的灌注压，减少心肌血供，对冠心病患者极为不利。同时，心室过度膨胀增加外科医师操作的难度。容量应在吻合右冠状动脉时根据当时的心率、血压及失血量等适时补充。

(二)低血压的处理

冠状动脉远端吻合期间，因搬动心脏干扰循环，血压一般要有所下降，特别是在吻合回旋支时，如收缩压能维持在 80 mmHg、平均动脉压在 60 mmHg 以上，可暂时不进行处理。如血压低于上述水平，同时出现心律失常或 ST 段改变，须立即与外科医师沟通暂缓搬动心脏，使心脏恢复原位。药物处理可选择去甲肾上腺素（5～20 μg 单次静脉注射）、去氧肾上腺素（50～200 μg 单次静脉注射）或麻黄碱（3～5 mg）。一般情况下再次搬动心脏，血压下降、恶性心律失常的

发生往往会有减轻,循环动力学可趋于稳定。冠状动脉固定器有压迫和吸引两种类型,后者对血流动力学的影响较前者要小。固定回旋支和下壁血管对血流动力学的影响最大,宜采取头低位和向右侧倾斜,不但有利于心脏射血和增加心排血量,而且利于暴露术野和吻合。

(三)硝酸甘油

为避免在冠状动脉吻合期间冠状动脉张力增加或冠状动脉痉挛,也为避免药物增加外周阻力的同时对冠状动脉张力的影响,可持续静脉注射硝酸甘油,剂量应不影响动脉血压。

(四)保温

低温增加外周血管阻力、心肌氧耗、降低心肌的室颤阈值,使心肌应激性增加,易发生心律失常。同时低温还增加手术期间的失血量,因此需注意保温。可以使用变温毯和呼吸道气体保温、保湿设备,尽量保持合适的室温(>25 ℃),患者的中心和外周温度均应维持在 36 ℃以上。

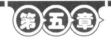

胸外科手术麻醉

第一节　气管手术患者的麻醉

气管、支气管与隆突部位的疾病经常需要手术治疗。这些部位手术的麻醉有一定特殊性,麻醉医师必须了解该部位疾病的病理生理与手术特点,以制定麻醉计划。本节不包括气管切开手术的麻醉。

气管手术麻醉中应用的通气方式可总结为以下五种:①经口气管插管至病变气管近端维持通气:该法适于短小气管手术。由于气管导管的存在,吻合气管时手术难度增加。插入气管导管时对病变的创伤可能导致呼吸道急性梗阻。②间断喷射通气:经口插入细气管导管或手术中放置通气导管至远端气管或支气管行喷射通气。该法利于手术操作,但远端通气导管易被肺内分泌物阻塞,喷射通气还可能造成气压伤。③高频正压通气:该法与间断喷射通气类似。④体外循环:由于需要全身抗凝,可能导致肺内出血,现基本不用。⑤手术中外科医师协作在远端气管或支气管插入带套囊的气管导管维持通气。该法目前应用最普遍。

一、气管疾病

先天性疾病、肿物、创伤与感染是气管疾病的常见病因。先天性疾病包括气管发育不全、狭窄、闭锁与软骨软化。肿物包括原发肿物与转移肿物。原发肿物以鳞状细胞癌、囊腺癌与腺癌多见。转移肿物多来自肺癌、食管癌、乳腺癌以及头颈部肿瘤。创伤包括意外创伤与医源性创伤。气管穿通伤与颈胸部顿挫伤可损伤气管,气管插管与气管切开也可造成气管损伤。气管手术中居首位的病因是气管插管后的气管狭窄,气管肿物次之。

二、近端气管手术的麻醉

近端气管切除重建手术一般采用颈部切口与胸部正中切口。由于手术操作使气管周围支持组织松弛，在气管插管未通过气管病变的情况下可能引起气道完全梗阻。麻醉诱导插管后静脉吸入复合维持麻醉。暴露病变气管后向下分离，切开气管前10分钟停用氧化亚氮。于气管前贯穿气管全层缝一支持线，缝支持线时气管导管套囊应放气以防损伤。在气管切口下2 cm处穿结扎线，切开气管后外科医师将手术台上准备好的钢丝强化气管导管插入远端气管。连接麻醉机维持麻醉与通气。病变气管切除后，以缝合线牵拉两气管断端，麻醉医师通过患者头颈部俯屈可帮助两气管断端接近。如果切除气管长，两气管断端不能接近，应行喉松解使气管断端接近。气管断端采用间断缝合，所有缝合线就位后彻底吸引气管内的血液与分泌物，快速拔出远端气管的气管导管，同时将原经口气管插管管口越过吻合口，麻醉与通气改此途径维持。缝合线打结后应检查是否漏气。气管导管交换中应防止气管导管进入一侧支气管。

手术结束待患者完全清醒后拔除气管导管。由于手术室条件好，气管导管最好在手术室拔除。吻合口水肿较常见，因而拔管前应准备纤维气管镜与其他再插管的物品。拔管后气道通畅，病情稳定后应送入ICU继续严密观察。ICU应做好再插管的准备。为减轻吻合口张力，患者应保持头俯屈体位。

三、远端气管与隆突手术的麻醉

靠近隆突部位的气管切除与隆突成形术一般采用右侧开胸入路，必要时行左侧单肺通气。麻醉的一般原则与近端气管手术相同。手术中通气可以采用全程单肺通气与部分单肺通气。全程单肺通气采用单腔气管导管或双腔管行支气管插管。部分单肺通气则需要手术中交换气管导管，即开始行双肺通气，暴露病变气管后手术台上行支气管插管后单肺通气。病变切除吻合口缝合线就位后拔除支气管插管，同时将主气管内的气管导管向下送入支气管，吻合完毕再将气管导管退回主气管内。手术结束后拮抗肌松药，待自主呼吸良好，患者清醒后在手术室拔管。拔管时同样应准备纤维支气管镜等再插管的设备。

四、术后恢复

气管手术后患者应在ICU接受密切监护。进入ICU后最好行胸部X线检查以排除气胸。患者应保持头俯屈的体位减轻吻合口张力。面罩吸入湿化的高浓度氧气。隆突手术影响分泌物排出，必要时可使用纤维支气管镜辅助排痰。

术后吻合口水肿可引起呼吸道梗阻,严重时需要再插管。由于体位的影响,ICU插管最好使用纤维支气管镜。术后保留气管导管的患者应注意气管导管的套囊不应放置于吻合口水平。需要长时间呼吸支持的患者可考虑气管切开。

靠近喉部位的气管手术后易出现喉水肿,表现为呼吸困难、喘鸣与声嘶。治疗可采用改变体位(坐位)、限制液体、雾化吸入肾上腺素等措施,喉水肿严重时需要再插管。

术后疼痛治疗的方案应根据手术方式、患者痛阈与术前肺功能确定。近端气管手术的术后镇痛可采用镇痛药静脉注射、肌内注射以及患者自控给药的方式。远端气管与隆突手术的术后镇痛可选择硬膜外镇痛、胸膜内镇痛、肋间神经阻滞镇痛与患者自控镇痛等方式。

患者在 ICU 过夜,病情稳定后可返回病房。

第二节　食管手术患者的麻醉

食管起自颈部环状软骨水平,终止于第 11 或 12 胸椎,直径约 2 cm,长 25 cm。在颈部位于气管后,进胸后微向左侧移位,在主动脉弓水平又回到正中,在弓下再次向左移位并通过膈肌。行程中有 3 个狭窄,分别位于颈部环状软骨水平、邻近左侧支气管水平与穿过膈肌水平。食管外科将食管人为地分为 3 段。即环状软骨水平至进胸腔积液平($C_6 \sim T_1$)为颈段食管,胸廓内部分($T_{1\sim10}$)为胸段食管,膈肌水平以下为腹段食管。

食管手术的麻醉应考虑患者的病理生理、并存的疾病与手术性质。大部分食管手术操作复杂。术前反流误吸造成呼吸功能受损伤、食管疾病本身影响进食造成营养不良。食管疾病常伴吞咽困难与胃食管反流,因而气道保护是食管手术麻醉应考虑的重点。

一、麻醉前评估

食管手术术前访视中应注意的问题主要有以下三方面:食管反流、肺功能与营养状况。

(一)反流误吸

食管功能障碍易引起反流,长期的反流易导致慢性误吸。对有误吸可能的患者应进行肺功能评价并进行合理治疗。反流的主要症状有胃灼热、胸骨后疼痛或不适。对反流的患者麻醉时应进行气道保护。行快速诱导时应采用环状软骨压迫的手法,或采用清醒插管。麻醉诱导时采用半坐位也有一定帮助。

(二)肺功能

食管疾病引起反流误吸的患者多存在肺功能障碍。恶性食管疾病的患者常有长期吸烟史。对这些患者应行胸部 X 线检查、肺功能检查与血气分析了解肺功能状况。术前应行胸部理疗、抗生素治疗、支气管扩张药治疗,必要时可使用激素改善肺功能。

(三)营养状况

食管疾病因吞咽困难导致摄入减少,加上恶性疾病的消耗,患者有不同程度的营养不良。营养不良对术后恢复不利,因此术前应改善患者的营养状况。

二、术前用药

食管手术术前药的使用原则与一般全身麻醉术前药的使用原则相同。由于反流误吸的可能增加,这类患者术前镇静药的用量应酌情减量。由于手术刺激造成分泌的增加,抗胆碱药(阿托品 0.4 mg 或胃肠宁 0.2 mg 肌内注射)的使用非常必要。为防止误吸还应使用抗酸药(西咪替丁或雷尼替丁)与胃动力药。

三、监测

手术需要的监测水平主要根据患者病情、手术范围、手术方式以及手术中发生意外的可能性大小确定。麻醉医师的经验也是决定监测水平的影响因素。常规监测心电图、血压与血氧饱和度。应建立可靠的静脉通道。对需要长时间单肺通气的患者与术中术后需要严密观察心血管功能的患者应行有创血压监测。液体出入量大以及手术对纵隔影响明显的应考虑中心静脉置管。

四、内镜食管手术的麻醉

大部分食管手术术前需要接受胃镜检查明确病变的位置与范围。在食管狭窄病例,胃镜检查还能起到扩张性治疗的作用。

电子胃镜诊断性检查的麻醉并不复杂,大多数病例仅在表面麻醉下接受胃镜检查。由于患者存在一定程度的吞咽困难,胃镜检查中镇静药的使用应谨慎。使用镇静药一定要保留患者的气道保护性反射。

对不能配合表面麻醉的患者与行普通胃镜检查的患者多实施全身麻醉。选择较细的气管导管固定于一侧口角一般不妨碍胃镜检查。根据气管插管的难易程度可选择清醒插管与静脉快速诱导插管。麻醉维持可采用吸入麻醉、静脉麻醉或静脉吸入复合麻醉,为保证患者制动,可采用中短效肌松药。手术结束后拮抗肌松药,待患者完全清醒后拔管。

胃镜检查术后疼痛很轻,术后镇痛的意义不大。对反流明显的患者应采用半坐位。

在病情严重不能耐受手术的患者,为解决吞咽问题可采用食管支架技术。食管支架的放置不需开胸,一般在胃镜辅助下放置。食管异物的取出同样多在胃镜辅助下实施,不需开胸。

五、开胸食管手术的麻醉

食管手术采用的手术入路较多,腹段食管手术仅通过腹部正中切口即可,麻醉原则与腹部手术麻醉相同。大部分食管手术为胸段食管手术,需要开胸,部分手术甚至需要颈胸腹部联合切口。由于左侧主动脉的干扰,食管手术多采用右侧开胸。为创造理想的手术野,减轻对肺的损伤,麻醉一般采用单肺通气。

对一些肺功能差不能耐受开胸的患者可采用颈部与腹部联合切口的术式。经颈部与膈肌食管裂孔游离食管并切除。但此术式游离食管时对后纵隔的刺激可导致明显的循环功能抑制,游离食管还可能造成气管撕裂,因此临床上应用较少。

食管切除后一般以胃代替。在胃不能与食管吻合的情况下需要与空肠或结肠吻合,使手术难度增加,手术切口自然需要开胸与开腹联合。空肠一般用于游离移植,需要显微外科参与。代结肠的位置可以在皮下,胸骨后或胸内肺门前后。

开胸食管手术的麻醉一般采用全身麻醉。应根据手术范围与患者病情选择使用麻醉药。范围大的手术还可考虑胸部硬膜外麻醉辅助全身麻醉及用于术后镇痛。

麻醉诱导应充分考虑误吸的可能,做好预防措施。为方便手术操作,开胸手术应尽量使用隔离通气技术。

手术中麻醉医师应了解外科医师的操作可能带来的影响,并与外科医师保持密切交流。手术操作可能导致双腔管或支气管堵塞囊位置改变影响通气,对纵隔的牵拉与压迫可导致循环功能的剧烈变化。手术中遇到上述情况,麻醉医师应及时提醒外科医师,双方协作尽快解决问题。

手术近结束时应留置胃管,胃管通过食管吻合口时应轻柔,位置确定后应妥善固定,避免移动造成吻合口创伤。留置胃管的目的在于胃肠减压,保护吻合口。

六、麻醉恢复

由于存在误吸的可能,拔管应在患者吞咽、咳嗽反射恢复,完全清醒时进行。因此,拔管前应拮抗肌松药,有良好的术后镇痛。

拔管时机的选择需考虑患者病情与手术范围。术前一般情况好,接受内镜检查、憩室切除等短小手术的患者多在术后早期拔管。气管食管瘘手术后气道需要一段时间的支持,因此拔管较晚。为促进呼吸功能恢复,拔管前应有良好镇痛。

对于不能短时间内拔管的患者应考虑将双腔管换为单腔管。换管一般在手术室进行,换管要求一定的麻醉深度。采用交换管芯的方法较简便,一些交换管芯还能进行喷射通气。有条件时亦可在气管镜帮助下换管。

七、术后并发症

食管手术后并发症主要来自三方面,术前疾病影响导致的并发症、麻醉相关并发症与手术相关并发症。

术前因反流误吸造成肺部感染、继发性哮喘使肺功能降低的患者术后拔管困难。营养不良的患者肌力恢复慢易造成术后脱机困难。

麻醉相关的并发症主要为麻醉诱导与拔管后的误吸。应掌握严格的拔管指征。拔管时患者应清醒,能排除分泌物,有良好的镇痛作用。拔管时采用半坐位利于引流,可减少误吸的发生。术后疼痛影响分泌物排除造成局部肺不张、肺炎时可能需要再次插管进行呼吸支持。

手术相关并发症与手术方式有关。术后吻合口瘢痕形成可导致食管狭窄,可采用扩张治疗。胃镜检查可能导致食管穿孔,食管穿孔引起纵隔炎可能危及患者生命,应禁食、禁水并静脉注射抗生素治疗,必要时行食管部分切除。食管切除手术的术后并发症还包括吻合口漏。

第三节　肺切除手术患者的麻醉

一、术前准备

肺切除手术常用于肺部肿瘤的诊断和治疗,较少用于坏死性肺部感染和支气管扩张所引起的并发症。

（一）肿瘤

肺部肿瘤可以是良性、恶性，或者为交界性。一般情况下只有通过手术取得病理结果才能明确肿瘤性质。90％的肺部良性肿瘤为错构瘤，通常是外周性肺部病变，表现为正常肺组织结构紊乱。支气管腺瘤通常为中心型肺部病变，常为良性，但有时亦可局部侵袭甚至发生远处转移。这些肿瘤包括：类癌、腺样囊性癌及黏液表皮样癌。肿瘤可阻塞支气管管腔，并导致阻塞远端区域反复性肺炎。肺类癌起源于 APUD 细胞，并可分泌多种激素，包括促肾上腺皮质激素（ACTH）、精氨酸加压素等。类癌综合征临床表现不典型，有时更类似于肝转移征象。

肺的恶性肿瘤可分为小（燕麦）细胞肺癌（占 20％，5 年生存率为 5％～10％）和非小细胞肺癌（占 80％，5 年生存率为 15％～20％）。后者包括鳞状细胞癌（表皮样瘤）、腺癌和大细胞（未分化）癌。上述肿瘤均最常见于吸烟者，但腺癌也可发生于非吸烟者。表皮样瘤和小细胞肺癌常表现为支气管病变的中央型肿瘤；腺癌和大细胞肺癌则更多表现为常侵犯胸膜的周围型肿瘤。

1.临床表现

肺部肿瘤的临床症状有：咳嗽、咯血、呼吸困难、喘鸣、体重减轻、发热及痰液增多。发热和痰液增多表明患者已出现阻塞性肺炎。胸膜炎性胸痛或胸腔渗出表明肿瘤已侵犯胸膜；肿瘤侵犯纵隔结构，压迫喉返神经可出现声音嘶哑；侵犯交感神经链可出现霍纳综合征；压迫膈神经可使膈肌上升；如压迫食管则出现吞咽困难，或出现上腔静脉综合征。心包积液或心脏增大应考虑肿瘤侵犯心脏。肺尖部（上沟）肿瘤体积增大后可因侵犯同侧臂丛的 $C_7 \sim T_2$ 神经根分支，而导致肩痛和（或）臂痛。肺部肿瘤远处转移常侵及脑、骨骼、肝脏和肾上腺。

肺癌尤其是小细胞肺癌，可产生与肿瘤恶性扩散无关的罕见症状（癌旁综合征），其发生机制包括异位激素释放及正常组织和肿瘤之间的交叉免疫反应。如果异位激素分泌 ACTH、精氨酸加压素及甲状旁腺激素，则分别会出现库欣综合征、低钠血症及低钙血症。Lambert-Eaton（肌无力）综合征的特征是近端性肌病，肌肉在反复收缩后肌力增强（不同于重症肌无力）。其他的癌旁综合征还有肥大性骨关节病、脑组织变性、周围性神经病变、移动性血栓性静脉炎及非细菌性心包炎。

2.治疗

手术是可治性肺部肿瘤的治疗选择之一。如果非小细胞肺癌未侵及淋巴结、纵隔或远处转移,则可选择手术切除;相反,小细胞肺癌很少选择手术治疗,因为确诊时几乎无可避免地出现转移,小细胞肺癌多选用化疗或化疗与放疗结合治疗。

3.肿瘤的可切除性或可手术性

肿瘤的可切除性取决于肿瘤的解剖学分期,而肿瘤的可手术性则取决于手术范围和患者的生理状况。确定肿瘤的解剖学分期有赖于胸片、CT、支气管镜和纵隔镜等检查结果。同侧支气管旁和肺门淋巴结转移的患者可接受切除手术治疗,但同侧纵隔内或者隆突下淋巴结转移者的切除手术则受到争议。对于斜角肌、锁骨上、对侧纵隔或对侧肺门淋巴结转移者,一般均不予手术切除。如无纵隔转移,则有些医疗中心亦对肿瘤采取包括胸壁在内的扩大性切除;同样,无纵隔转移的肺尖部(上沟)肿瘤经过放疗后亦可手术切除。手术范围的确定原则是既要达到最大限度地治疗肿瘤,亦要保证手术后足够的残肺功能。在第5或6肋间隙经后路开胸实施肺叶切除术是大多数肺部肿瘤选择的手术方式;对于小的周围型肺部病变或肺功能储备差的患者可选择肺段切除和肺楔形切除手术。如肿瘤侵犯左、右主气管或肺门则需实施患侧全肺切除术。对于近端型肺部病变及患者肺功能较差者可选择袖状肺切除术来取代全肺切除术,即切除受累的肺叶支气管及部分左或右主支气管,并在切除后将远端支气管与近端支气管进行吻合。肿瘤累及气管时可选考虑实施袖状肺切除术。肺叶切除术的死亡率为2%～3%,而全肺切除术的死亡率为5%～7%。右全肺切除术的死亡率较左全肺切除术高,可能是因为右侧手术切除了更多的肺组织。胸部手术后发生死亡大多数是心脏原因引起。

4.全肺切除术的手术原则

全肺切除手术可行性虽然是一个临床问题,但术前肺功能检查结果可为手术方式的选择提供初步的参考意义,根据术前患者肺功能受损程度可预测患者手术风险大小。表5-1列出了实施全肺切除术患者术前肺功能检查中各指标的意义。如果患者虽未达到上述标准但又需施行全肺切除术,则应进行分区肺功能检查。评价全肺切除术可行性的最常用指标是术后FEV_1,如果FEV_1预计值>800 mL即可手术。在FEV_1中各肺叶所占的比例与其血流量百分数有很好的相关性,而后者可用放射性核素(^{133}Xe、^{99}Tc)扫描技术进行测量。

术后FEV_1=剩余肺叶的肺血流量百分数×术前总FEV_1

一般来说,病肺(虽无通气但有血流灌注)切除后不仅不会影响患者的肺功能,反而还可改善血氧饱和度。如术后FEV_1预计值<800 mL但还需行全肺切

除术,术前应评价残肺的血管能否耐受相对增加的肺血流,但目前尚无此类评价。如果患者术前肺动脉压超过 5.3 kPa (40 mmHg)或氧分压低于 6.0 kPa (45 mmHg),则不易行全肺切除术;此类患者可行患侧肺动脉阻塞介入治疗。

表 5-1　全肺切除术患者术前肺功能检查中各指标的意义

检查	患者高危因素
动脉血气	$PCO_2>6.0$ kPa(45 mmHg)(呼吸空气);$PO_2<6.7$ kPa(50 mmHg)
FEV_1	<2 L
术后预计 FEV_1	<0.8 L 或$<40\%$(预计值)
FEV_1/FVC	$<50\%$(预计值)
最大呼吸容量	$<50\%$(预计值)
最大氧耗量	<10 mL/(kg·min)

注:FEV_1:第一秒用力呼气量;FVC:用力肺活量

全肺切除术后的并发症常涉及呼吸和循环系统,术前有必要对这两个系统的功能进行评价。如患者能登上 2～3 层楼而无明显气喘则提示其可耐受手术,不需其他进一步检查。患者活动时的氧耗量可作为预测术后患病率和死亡率的有用指标,如氧耗量>20 mL/kg 的患者术后发生并发症的可能性较小;如氧耗量<10 mL/kg 的患者手术后患病率和死亡率则极高。

(二)感染

肺部感染常表现为肺部单个结节或空洞样病变(坏死性肺炎)。为了排除恶性病变或明确感染类型,临床上常需实施开胸探查术。而对于抗生素治疗无效、反复性脓胸及大咯血等空洞性病变可行肺叶切除术。产生此类表现的肺部感染既可能是细菌(厌氧菌、支原体、结核分枝杆菌),也可能是真菌(组织胞浆菌、球孢子菌、隐球菌、芽生菌、毛霉及曲霉)。

(三)支气管扩张

支气管扩张是一种支气管长期扩张状态,是支气管长期反复感染和阻塞后的终末表现。常见病因有:病毒、细菌和真菌等感染,误吸胃酸及黏膜纤毛清除功能受损(黏膜上皮纤维化及纤毛功能异常)。扩张后支气管的平滑肌和弹性组织被富含血管的纤维组织代替,故支气管扩张患者容易咯血。对于保守治疗无效的反复大量咯血且病变定位明确后可手术切除病变。如果患者的病变范围较大则可表现为明显的慢性阻塞性通气障碍特征。

二、麻醉管理

(一)术前评估

接受肺组织切除术的患者大部分均有肺部疾病。吸烟对慢性阻塞性通气障碍和冠心病患者均是重要的危险因素,接受开胸手术的许多患者常合并存在这两种疾病。术前实施心脏超声检查不仅可评估患者的心脏功能,同时可确定是否有肺心病的证据(右心扩大或肥厚);如果在心脏超声检查时应用多巴酚丁胺可有助于发现隐匿性冠心病。

对于肺部肿瘤患者应仔细评估肿瘤局部扩张引起的局部并发症和癌旁综合征。术前应仔细审阅胸片、CT及磁共振等检查结果。气管或支气管的偏移会影响气管插管和支气管的位置。气道受挤压的患者麻醉诱导后可能会引起通气障碍。肺实变、肺不张及胸腔大量渗液均可导致低氧血症,同时应注意肺大疱和肺胀肿对麻醉的影响。

接受胸科手术治疗的患者术后肺部和心脏并发症发生率均增加。对于高危患者而言,如果术前准备充分在一定程度上可减少术后并发症。外科手术操作或肺血管床面积减少致右心房扩张均可导致围术期心律失常,尤其是室上性心动过速。这种心律失常的发生率随年龄和肺叶切除面积的增加而增加。

对于中、重度呼吸功能受损的患者术前应慎用或禁用镇静药。虽然抗胆碱类药物(阿托品0.5 mg或格隆溴铵 0.1～0.2 mg 肌内注射或静脉注射)可使分泌物浓缩及增加无效腔,但可有效地减少呼吸道分泌物,从而可提高喉镜和纤维支气管镜检查时的视野质量。

(二)术中管理

1.准备工作

对于心胸手术来说,术前的准备工作越充分,就越能避免发生严重的后果。其中最常见的包括肺功能储备差、解剖上的异常、气道问题和单肺通气时患者很容易出现低氧血症,事先通盘考虑必不可少。另外,对于基本呼吸通路的管理,还需要事先准备一些东西,比如说各种型号的单腔和双腔管、支气管镜、大小型号的麻醉插管的转换接头、支气管扩开器等。

如果手术前准备从硬膜外给患者使用阿片类药物,那么应该在患者清醒时候进行硬膜外穿刺,这比将患者诱导之后再进行操作要安全。

2.静脉通路

对于胸科手术,至少需要一条畅通的静脉通路,最好是在手术侧的深静脉通路,包括血液加温器,如果大量失血还需要加压输液装置以保证快速补液。

3.监测

一侧全肺切除的患者、切除巨大肿瘤特别是肿瘤已经侵犯胸壁的患者和心肺功能不全的患者需要直接动脉测压,全肺切除或巨大肿瘤切除的患者可以从深静脉通路放置中心静脉压监测,中心静脉压可以反映血管容量、静脉充盈状态和右心功能,可以作为补液的一个指标。肺动脉高压或左心功能不全的患者可以放置肺动脉导管,可以通过影像学保证肺动脉导管没有放置到要切除的肺叶里面。要注意的是不要将 PAC 的导管放置到单肺通气时被隔离的肺叶里面,这样会导致显示出的心排血量和混合静脉血氧气张力不正确。在肺叶切除患者中要注意 PAC 的套囊会明显增加右心的后负荷,降低左心的前负荷。

4.麻醉诱导

对于大多数患者,面罩吸氧后使用快速静脉诱导,具体使用什么药物由患者术前的状态决定。在麻醉深度足够之后使用直视喉镜,避免支气管痉挛,缓和心血管系统的压力反射,这可以通过诱导药物、阿片类药物或两者同时使用来实现。有气道反应性的患者可以用挥发性吸入药物来加深麻醉。

气管内插管可以在肌松药的帮助下进行,如果估计插管困难,可以准备支气管镜。尽管传统的单腔管能适用于大多数的胸科手术,单肺通气技术还是使得它们变得更容易。但如果外科医师的主要目的是活检而不是切除,采用单腔管更合理,可以在气管镜活检之后再放置双腔管代替单腔管。人工正压通气可以帮助防止肺膨胀不全,反常呼吸和纵隔摆动,同时还能帮助控制手术野以利于手术完成。

5.体位

在诱导、插管、确定气管导管的位置正确之后,摆位前还要保证静脉通路的通畅和监护仪的正常工作。大多数的肺部手术患者采用后外切口开胸,术中患者侧位,正确的体位很重要,能避免不必要的损伤和利于手术暴露。患者下面的手臂弯曲,上面的手臂升到头上,将肩胛骨从手术范围拉开。在手臂和腿之间放置体位垫,在触床的腋窝下放置圆棍,保护臂丛,同时还要小心避免眼睛受压,避免损伤受压的耳朵。

6.麻醉维持

现在使用的所有麻醉方法都可以保证胸科手术的麻醉维持,但是大多数的麻醉医师还是使用一种吸入麻醉药(氟烷、七氟烷、异氟烷或地氟烷)和一种阿片类药物的复合麻醉。吸入麻醉药的优点在于:①短期的剂量依赖式的支气管扩张作用。②抑制气道反应。③可以吸入高纯度的氧气。④能快速加深麻醉。⑤减轻肺血管收缩带来的低氧血症。吸入麻醉药在浓度变化<1 MAC的范围对缺氧性肺血管收缩影响很小。阿片类药物的优点在于：①对血流动力学影响很小。②抑制气道反应。③持续的术后镇痛效应。如果术前已经使用了硬膜外的阿片类药物，那么静脉使用要注意用量以免引起术后呼吸抑制。一般不推荐使用氧化亚氮，因为这会使吸入氧气的浓度下降。与吸入麻醉药一样，氧化亚氮会减轻肺血管收缩带来的低氧血症，而在一些患者中还会加剧肺动脉高压。去极化肌松药的使用在麻醉维持过程中能保持神经肌接头的阻断作用，这有效地帮助外科医师将肋骨牵开。在牵开肋骨的时候要保持最深的麻醉深度。牵拉迷走神经引起的心动过缓可以通过静脉使用阿托品来解除。开胸时静脉回心血量会因为开胸侧的胸腔负压减少而下降，这可以通过静脉补液速度得到纠正。

对于一侧全肺切除的患者要严格控制输液量。输液的控制包括基本量的补充和失血的损耗两个方面，对于后者通常输注胶体液或是直接输血。侧位的时候输液有一个"低位肺"现象，就是指在侧位的时候液体更容易在重力的作用下向位于下面的肺集中。这个现象在手术中尤其是在单肺通气的时候会增加下位肺的液体流量并加重低氧血症。另外，不通气肺由于外科操作的影响再通气的时候容易发生水肿。

在肺叶切除中，支气管（或残存的肺组织）通常会被一个闭合器分离。残端通常要在 2.9 kPa（30 cmH$_2$O）的压力下检验是否漏气。在肋骨复位关胸的时候，如果使用的是单腔管，手动控制通气可以帮助避免使用肋骨闭合器的时候损伤肺边缘。在关胸前，要手动通气并直视观察确认所有的肺已经充分膨开。随后可以继续使用呼吸机通气直至手术结束。

（三）术后管理

1.一般管理

大多数患者术后都拔管以免肺部感染。有些患者自主呼吸未能恢复不能拔除气管导管，需要带管观察以待更佳的拔管时间。如果使用的是双腔管，术毕的时候可以换成单腔管进行观察。如果喉镜使用困难可用导丝。

患者术后一般在麻醉后监测治疗室、ICU观察病情。术后低氧血症和呼吸性酸中毒很常见。这通常是由外科手术对肺造成的压迫或由于疼痛不敢呼吸引起的。重力作用下的肺部灌注和封闭侧肺的再通气水肿也很多。

术后约有 3% 的患者出现出血，而死亡率占其中的 20%。出血的症状包括胸腔引流的增加（>200 mL/h）、低血压、心动过速和血小板容积下降。术后发生室上性心律失常很多,需要及时处理。急性右心衰竭可以通过降低的心排血量和升高的中心静脉压、血容量减少和肺毛细血管楔压的变化表现出来。

常规的术后管理包括右侧半坡位的体位、吸氧(40%～50%)、心电监护、血流动力学监测、术后的影像学检查和积极的疼痛治疗。

2.术后镇痛

肺部手术的患者术后使用阿片类药物镇痛和与之相关的呼吸抑制的平衡是一个矛盾。对于进行胸科手术的患者而言,阿片类药物比其他的方法具有更好的镇痛效果。注射用的阿片类药物静脉给药只需要较小的剂量,而肌内注射则剂量要大得多。另外,使用患者自控镇痛(PCA)也是个不错的办法。

长效的镇痛药,例如 0.5% 的罗哌卡因(4～5 mL),在手术切口的上下两个肋间进行封闭也能收到很好的镇痛效果。这可以在手术中直视下进行,也可以在术后操作。这个方法还能改善术后的血气结果和肺功能检查,缩短住院时间。如果略加以变化,还可以在术中采用冰冻镇痛探头,在术中对肋间神经松解进行冰冻,达到长时间镇痛的效果。不足的是这种方法要在 24～48 小时之后才会起效。神经的再生在 1 个月左右。

硬膜外腔注射阿片类药物同时使用局麻药也有很好的镇痛效果。吗啡 5～7 mg 与 10～15 mL 盐水注射可以维持 6～24 小时的良好镇痛。腰段硬膜外阻滞的安全性更好,因为不容易损伤脊髓根,也不容易穿破蛛网膜,但这只是理论,只要小心操作,胸段硬膜外阻滞同样是安全的。当注射亲脂性的阿片类药物如芬太尼时,从胸段硬膜外腔注射比腰段具有更好的效果。有些临床医师提议多使用芬太尼,因为这种药物引起的迟发性呼吸抑制较少。但不管是从哪个部位注射药物进行镇痛,都要密切监测以防并发症。

有些学者提出了胸膜腔内镇痛的方法,但遗憾的是,临床看来这并不可行,可能是由于胸管的放置和胸腔内出血。

3.术后并发症

胸科手术的术后并发症相对多见,但大多数都是轻微的,并可以逆转。常见血块和黏稠的分泌物堵塞呼吸道,会引起肺膨胀不全,所以需要及时吸痰,动作轻柔。严重的肺膨胀不全表现为一侧肺或肺叶切除后的支气管移动和纵隔摆动,这时候需要治疗性的支气管镜,特别是如果肺膨胀不全合并大量的黏稠分泌物。一侧肺或肺叶切除之后还常常导致小的裂口存在,这多是由于关胸不密合引起的,多在几天内自动封闭。支气管胸膜瘘会导致气胸和部分肺塌陷,如果在术后 24～72 小时发生,通常是由于气管闭合器闭合不牢所致。迟发的则多是由于闭合线附近气管组织血运不良发生坏死或是感染所致。

有些并发症少见但需予以足够的重视，因为它们是致命的，术后出血是重中之重。肺叶扭转可以在患侧肺叶部分切除，余肺过度膨胀时自然发生，它导致肺静脉被扭转，血液无法回流，很快就会出现咯血和肺梗死。诊断方法是靠胸片发现均匀的密度增高以及支气管镜下发现两个肺叶的开口过于靠近。在手术侧的胸腔还可能发生急性的心脏嵌顿，这可能是由于手术后两侧胸腔的压力差造成的严重后果。心脏向右胸突出形成嵌顿会引起腔静脉的扭转从而导致严重的低血压和中心静脉压的上升，心脏向左胸突出形成嵌顿则会在房室结的位置造成压迫，导致低血压、缺血和梗死。心脏 X 线片的表现是手术侧的心影上抬。

纵隔手术的切除范围大，会损伤膈神经、迷走神经和左侧喉返神经。术后膈神经损伤会表现为同侧的膈肌抬高影响通气，全胸壁切除同样会累及部分膈肌造成类似的结果并合并连枷胸。肺叶切除一般不会导致下身瘫痪。低位的肋间神经损伤会导致脊髓缺血。如果胸腔手术累及到硬膜外腔，还会产生硬膜外腔血肿。

(四)肺切除的特殊问题

1.肺大出血

大量咯血指的是 24 小时从支气管出 $500\sim600$ mL 的血量，所有咯血病例中只有 $1\%\sim2\%$ 是大咯血。通常在结核、支气管扩张、肿瘤或是经气管活检之后发生。大咯血是手术急症，大多数病例属于半择期的手术而非完全的急诊手术，即便如此，死亡率还是高达 20% 以上（如果用内科药物治疗，死亡率高于 50%）。必要时可对相关的支气管动脉进行栓塞。最常见的死亡原因是气道内的血块引起的窒息。如果纤维支气管镜不能准确定位，那么患者有必要进入手术室行刚性气管镜检查。可以人工堵塞支气管暂时减缓出血或使用激光对出血部位进行烧灼止血。

患者需要保持侧卧位，维持患侧肺处于独立的位置达到压迫止血的目的，要开放多条大容量静脉通路。麻醉术前药一般不需给予清醒患者，因为他们通常都处于缺氧状态，保持持续吸入纯氧。如果患者已经插管，可以给予镇静药帮助患者预防咳嗽。另外，套囊或其他的气管栓子要放置到肺被切除后。如果患者还没有实行气管插管，那就行清醒下气管插管。患者通常会吞咽大块的血块，所以要把他们当作饱胃的患者来处理，插管时要取半右上位并持续在环状软骨上加力。双腔管有助于分隔患侧肺和正常肺，还能帮助将两侧肺独立切除互不干扰。如果放置双腔管困难，也可以放置大管径的单腔管。Univent 管是内带可伸缩的气管套囊的单腔管,也可应用。如果气管腔有大块的血栓,可以考虑使用链激酶将其溶解。如果有活动性的出血,可以使用冰盐水使其流速减慢。

2.肺大疱

肺大疱可以是先天的,也可以继发于肺气肿。大型的肺大疱可以因为压迫周围肺组织从而影响通气。最大的麻醉风险来源于这些肺大疱的破裂形成张力性气胸,这可以发生在任意一侧肺。诱导期间保持患者的自主通气直到双腔管套囊已将两侧肺隔离。许多患者无效腔增大,所以通气是要注意防止二氧化碳蓄积。氧化亚氮要避免使用,因为那会导致肺大疱破裂,表现为忽然出现的低血压、支气管痉挛和气道压峰值的升高,需要立即放置胸腔引流管。

3.肺脓肿

肺脓肿源于肺部感染、阻塞性的肺部肿瘤和全身性感染的散播。麻醉要点是尽快隔离两侧肺以免感染累及对侧。静脉快速诱导、插入双腔管保持患侧肺的独立,立即将两侧套囊充气,保证在翻身摆体位的时候脓肿不会播散。在术中对患侧肺多次吸引也可以尽量减少对侧肺的感染机会。

4.支气管胸膜瘘

支气管胸膜瘘继发于肺切除术、肺部气压伤、肺脓肿穿破和肺大疱破裂。绝大多数患者采用保守治疗,只有胸腔引流和全身的抗生素治疗失败的患者需要手术治疗。麻醉的重点是考虑患者的通气障碍、必要时使用正压通气、可能存在的张力性气胸和肺脓肿对对侧肺的污染。肺脓肿由于多在瘘口附近,所以术后很快就会被吸收。

有些临床学者建议如果存在大的瘘就在清醒时插入双腔管,或是经静脉快速诱导插管。双腔管可以隔离两肺、可以对健侧肺单肺通气,对于麻醉处理很有帮助。术后可以在条件允许时拔管。

第四节　肺移植手术患者的麻醉

一、术前准备

肺移植是终末期的肺部疾病或肺动脉高压的治疗手段。接受此手术的患者一般都有呼吸困难并且预后很差。适应证随原发病的不同而不同。主要的病因有:①肺泡纤维化。②支气管扩张。③慢性阻塞性肺气肿。④α_1-抗胰岛素物质缺失。⑤肺淋巴瘤。⑥特发性肺间质纤维化。⑦原发性肺动脉高压。⑧Eisenmenger综合征。手术例数受合适的供体数量限制。患者大多在静息时或仅有轻微活动后即出现气短并有静息状态下的缺氧[$PaCO_2 < 6.7$ kPa(50 mmHg)]和氧需求量增加。进行性 $PaCO_2$ 增加也很常见。患者可能有呼吸机依赖。心肺联合移植不是必需的,因为患者的右心功能不全可以在肺动脉高压得以纠正后好转,但患者要求左心功能良好,没有冠心病和其他严重疾病。

单肺移植一般被用于慢性阻塞性肺疾病的患者,双肺移植则被应用于肺泡纤维化、肺气肿和血管性疾病的患者。年轻的患者做双肺移植的较多。Eisenmenger 综合征的患者需要做心肺联合移植。

供体器官的选择基于大小和 ABO 配型。血清病毒学检查也必不可少。

二、麻醉管理

(一)术前处理

术前处理应有效调和受体与供体的状态,尽量减少移植缺血时间,避免移植前非必要的麻醉时间延长。术前可给予口服环孢霉素、抗酸剂、H_2 受体拮抗剂和甲氧氯普胺。患者通常对止痛药敏感,所以术前药通常可以等患者进入手术室之后再给。诱导前还可给予咪唑硫嘌呤。

(二)术中处理

1.监护

与心脏手术一样,术中的有创监测要注意无菌原则。由于三尖瓣反流的存在,放置漂浮导管监测 PAC 会有一定难度。深静脉穿刺应在诱导后完成,因为患者在清醒时通常难以平卧。当手术进行到肺切除时,要及时将漂浮导管后撤(如果漂浮导管是放置在手术侧),在移植完毕后可以把它重新放回肺动脉。要注意避免静脉液体中进入气泡。卵圆孔未闭的患者由于右心室动脉高压的存在有发生栓塞的危险。

2.诱导和麻醉维持

采取头高位,可选快速诱导。也可用 S-氯胺酮、依托咪酯和阿片类药物的一种或几种进行慢诱导,这样可以避免血压骤降。使用琥珀酰胆碱或其他非去极化肌松药插管。从诱导到插管完毕要保持回路内压力,避免通气不足和高碳酸血症,以免进一步导致肺动脉高压。低血压要使用血管活性药物(多巴胺等)维持而避免液体扩容。

麻醉维持通常是阿片类药物的持续输注,可结合或不结合使用吸入麻醉药。术中通气困难常见,进行性 $PaCO_2$ 升高时有发生。呼吸机要适时调节,维持动脉 pH 的正常以免出现碱中毒。肺泡纤维化的患者分泌物很多,要及时吸痰。

3.单肺移植

单肺移植可以不用进行体外循环,取后外侧切口,置左侧双腔管或单腔管,术中行单肺通气。是否采用体外循环取决于术中对于患侧肺的夹闭和与之对应的肺动脉夹闭时的反应,如果出现持续的血氧饱和度<88%,或是忽然出现的肺动脉高压,提示需要体外循环。前列腺素 E_1、硝酸甘油等可用于控制肺动脉高压防止右心衰竭。有时也必须使用多巴胺来维持血压。如果确实需要体外循环,左侧开胸则行股动脉-股静脉短路,右侧开胸则行右心室-主动脉短路。

供体肺切除后,将其与受体进行肺动脉、肺静脉和气管吻合,用网膜包裹帮助血供恢复。所有工作结束后可用支气管镜对吻合口进行观察。

4.双肺移植

双肺移植可用一个"蚌壳式"的胸廓切除,正常的体外循环很少用到。如果患者 CO_2 张力长期高则容易导致碱中毒,常需静脉给予酸剂。

5.移植后处理

供体肺吻合后,双肺通气得以恢复,移植后气道压以维持双肺膨胀良好为佳。吸入氧气浓度应<60%。通常用甲泼尼龙,以免血管痉挛。在保存液被冲出供体肺时常常会引起高钾血症。移植后停止体外循环,将漂浮导管放回到肺动脉,适当给予肺血管活性药物和收缩药物是必需的。移植前后,经食管超声心动图可以帮助诊断左、右心衰竭的发生和判断肺血流情况。

移植会扰乱神经反射、淋巴回流和支气管血液循环。呼吸节律不会受影响,但隆突以下的咳嗽反应会消失,部分患者会出现气道反应增高。肺血管收缩很常见。淋巴回流的阻断可导致肺水增多和移植肺的水肿。术中补液要最少化。支气管血液循环受阻则会导致吻合口缺血坏死。

(三)术后处理

术后处理应尽早拔管,最好行胸段硬膜外镇痛。术后常发生急性应激反应、感染、肾衰竭和肝衰竭。肺功能恶化可能继发于应激反应和再灌注损伤。偶尔需要暂入氧舱。为鉴别应激和感染,需时常进行气管镜检和气管镜下的活检。院内革兰氏阴性杆菌、巨细胞病毒、假丝酵母、曲霉和间质性浆细胞肺炎菌为感染的常见病原。其他的并发症包括外科并发症如膈神经损伤、迷走神经损伤和左侧喉返神经损伤。

第五节 纵隔肿瘤手术患者的麻醉

上、前、中纵隔的汇合处正好位于上腔静脉中段、气管分叉、肺动脉主干、主动脉弓及心脏的头侧面。对于成人,这个区域的大部分肿瘤是支气管肺癌和淋巴瘤的肺门淋巴结转移;而婴幼儿多为良性的支气管囊肿、食管重叠或者畸胎瘤。这个区域的肿瘤可以引起气管隆嵴处的气管支气管树、肺动脉主干及心房(和上腔静脉)的压迫和阻塞。胸部 CT 是最重要的诊断方法,因为它可以确定这些关键组织的压迫程度和大小。纵隔肿瘤麻醉中最常见的并发症为气道压迫,一篇综述中 22 例患者有 20 例出现气道梗阻。虽然气道梗阻是最主要的症状,但常常此时其他 2~3 个器官也有不同程度受压和存在并发症的潜在可能性,麻醉中如不特别注意,也没有丰富经验,每一个并发症都有可能危及生命,引起急性衰竭和死亡。总之,纵隔肿瘤麻醉的主要处理原则是:尽可能选择局部麻醉;全麻前尽可能进行化疗或放疗;如果必须全麻,应用纤维支气管镜检查气管支气管,并且清醒插管并保持自主呼吸。下面分别讨论主要并发症及其麻醉管理。

一、气管支气管压迫

大部分引起气道梗阻的前纵隔肿瘤源自淋巴组织。但是,也有一部分源自囊液瘤、畸胎瘤、胸腺瘤和甲状腺瘤等良性病变。在进行化疗或放疗之前应做组织学诊断。大部分有气道梗阻的纵隔肿瘤患者,首先需要面临诊断手术的麻醉(如颈部或斜角肌的淋巴结活检、霍奇金淋巴瘤的开腹活检)。重要的是,术中出现严重气道问题的患者不是术前均有呼吸道受压症状。

这些患者的麻醉管理有两点要优先考虑。

第一,肿瘤压迫气道常常可危及生命,因为压迫阻塞通常发生在气管分叉处,位于气管导管的远端,打断自主呼吸可导致气道梗阻。对于有气管压迫和扭曲的患者,气管插管时,若导管口贴在气管壁上或者导管通过狭窄部分时,管腔被完全堵塞或形成一锐角,均可引起气道完全阻塞。考虑到全麻存在潜在的致死性气道阻塞可能,因此手术时尽量首选局部麻醉。

第二,淋巴瘤对化疗或放疗的反应通常极佳,胸片显示治疗后肿瘤显著缩小,症状也有所好转。有些患者即使不活检,其细胞性质也有较大可能预知。因此,如有可能淋巴瘤患者应在全身麻醉前进行化疗或放疗。

如果肿瘤位于上、前和中纵隔,患者表现呼吸困难和(或)不能平卧而需活检,则尽可能选择局麻。如细胞类型对化疗或放疗敏感,在进一步外科治疗前,应先行化疗或放疗。经过这些治疗后,应仔细复习肿瘤的放射学表现,并对肺功能作出动态评估。

如果患者没有呼吸困难且能平卧,应作 CT 扫描、流速-容量环以及超声心动图检查以评估肿瘤的解剖和功能位置。如果 3 种检查结果之一呈阳性,即使没有症状,活检时也应选择局麻。

如果使用全麻,那么诱导前应在局麻下以纤维支气管镜对气道进行评估。纤维支气管镜外套加强型气管导管,在纤维支气管镜检查完以后,插入气管导管。全麻诱导采用半斜坡卧位。整个手术保留自主呼吸,避免使用肌松药,以防胸腔内压力波动过大,使已软化的气管支气管系统发生塌陷。在场人员应该具备快速改变患者为侧卧或俯卧位的能力。应随时准备好一硬质通气支气管镜,以通过远端气管和隆突部位的梗阻,同时应备好体外循环相关人员和设备。

术后前几个小时,必须严密观察患者,因器械操作后肿瘤水肿而体积增大,有可能发生气道阻塞而需再次插管和机械通气。

二、肺动脉和心脏的压迫

纵隔肿瘤压迫肺动脉和心脏的情况非常罕见,因肺动脉干部分被主动脉弓和气管支气管所保护。

肺动脉压迫的处理原则与气管支气管压迫一样。因这类患者需诊断性操作(如组织活检),故大多数患者是第一次施行麻醉。这些患者的术前评估同支气管压迫患者。若知道细胞类型或高度怀疑,首先可考虑放疗;若可能,所有诊断性操作应在局麻下进行,若患者要求全麻或患者在仰卧位、坐位、前倾位甚至俯卧位时症状加重,期间可考虑给予全麻,并且整个过程中保留自主呼吸,维持良好的静脉回流、肺动脉压和心排血量。可考虑增加容量负荷和给予 S-氯胺酮等来维持静脉回流、肺动脉压和心排血量。术前也需备好体外循环。

三、上腔静脉综合征

上腔静脉综合征是由上腔静脉的机械阻塞引起。上腔静脉综合征的发生原因按发病率多少包括:支气管肺癌(87%)、恶性淋巴瘤(10%)、良性病变(3%)如中心静脉高价营养管、起搏器导管产生的上腔静脉血栓、特发性纵隔纤维化、纵隔肉芽肿以及多结节性甲状腺肿。上腔静脉综合征的典型特征包括:由于外周静脉压增加[可高达 5.3 kPa(40 mmHg)]引起上半身表浅静脉曲张;面颈部、上肢水肿;胸壁有侧支循环静脉和发绀。静脉曲张在平卧时最明显,但大多数病例在直立时静脉也不会像正常人一样塌陷。颜面部水肿明显,眼眶周围组织肿胀以至于患者不能睁开双眼,严重的水肿掩盖了静脉扩张症状。大部分患者有呼吸道症状(呼吸急促、咳嗽、端坐呼吸),这是由于静脉淤血和黏膜水肿阻塞呼吸道引起,这些均是预后不良的征兆。同样地,患者精神行为改变也是脑静脉高压和水肿特别严重的征象。发展慢的上腔静脉阻塞,症状出现也较隐蔽;急性阻塞时,所有的症状进展极明显。上腔静脉综合征最典型的放射学特征为上纵隔增宽。静脉造影可以确诊(但不是病因学诊断),病因学诊断可通过开胸探查、胸骨切开、支气管镜、淋巴活检等方式来确诊。

大部分伴有上腔静脉综合征的恶性肿瘤患者可先行化疗和放疗(指未完全阻塞的患者)。但是,对于完全阻塞或几乎完全阻塞的患者[通常表现为脑静脉高压和(或)呼吸道阻塞的症状]以及经放疗、化疗后无效的患者,应考虑行旁路术或采用正中胸骨切口手术切除病变。这种手术通常非常困难,因为组织分界不清,解剖变形,中心静脉压异常高以及出现不同程度纤维化。

拟行上腔静脉减压术的患者麻醉前评估应包括仔细的呼吸道检查。面颈部的水肿同样可以出现在口腔、口咽部和喉咽部。另外,呼吸道还可能存在外部的压迫和纤维化,正常运动受限,或存在喉返神经损害。如果怀疑有气道压迫,应行 CT 扫描。

为减轻气道水肿,患者以头高位护送到手术室。在麻醉诱导前,所有患者均行桡动脉穿刺置管。根据患者情况术前可从股静脉置入中心静脉导管或肺动脉导管,至少应在下肢建立一大口径静脉通道。术前用药仅限于减少分泌物。麻醉诱导方法取决于气道评估结果。如果诱导前患者必须保持坐位才能维持呼吸,那么应选择使用纤维支气管镜或喉镜清醒插管。

术中最主要的问题是出血。相当多的失血是由于中心静脉压太高。由于术野组织的解剖变形,手术相当困难,随时可能发生动脉出血。因此,当胸骨切开时手术室内应有备血。

术后,特别是纵隔镜、支气管镜检后上腔静脉的压迫并没解除,则可能发生急性呼吸衰竭而需气管插管和机械通气。这种急性呼吸衰竭的机制还不清楚,但最可能的原因是:上腔静脉综合征可引起急性喉痉挛和支气管痉挛;呼吸肌功能受损(恶性病变患者可能对肌松药有异常反应);肿瘤加重了气道的阻塞。因此,这些患者在术后几小时应密切监护。

第六节　先天性膈疝手术患者的麻醉

一、病理及临床特点

(1)先天性膈疝的发病率约为 1/4 000。

(2)膈疝分型:①后外侧型膈疝约占 80%,经 Bochdalek 孔疝出,又称胸腹裂孔疝,多为左侧,疝入物多为胃、小肠、结肠、脾和肝左叶等腹腔脏器。②食管裂孔型占 15%~20%,一般较小,不损害肺功能。③Morgagni 裂孔型约占 2%。

(3)新生儿期膈疝临床表现为呼吸急促和发绀,哭吵或喂奶时加剧。哭吵时患侧胸腔的负压加大,使更多的腹腔脏器疝入胸腔,造成呼吸极度窘迫。

(4)消化系统症状比较少见,疝入胸腔内的肠管嵌闭或伴发肠旋转不良时出现呕吐。

(5)体格检查:患侧胸部呼吸运动明显减低,呼吸音消失,纵隔移位,心尖冲动移向对侧。当较多的腹腔内脏进入胸腔内,呈现典型的舟状腹。

(6)胸部 X 线摄片:需与先天性肺叶气肿相鉴别。

(7)伴随畸形:①肠旋转不良(40%)。②先天性心脏病(15%)。③泌尿系统异常。④神经发育异常。⑤Cantrell 五联症(包括脐膨出、前侧膈疝、胸骨裂、异位心、室间隔缺损等心内缺损)。

(8)手术治疗为经腹径路行内脏复位和修补膈缺损。

二、术前准备

(1)护理患儿时将其置于半卧位和半侧卧位。可以插入鼻胃管持续低压吸引,以防止胸腔内的内脏器官充气加重对肺的压迫。

(2)对呼吸困难的患儿应给予气管内插管及机械通气治疗。使用肌松药便于控制呼吸,减少挣扎,降低氧耗,同时使气道压力下降,减轻肺损伤。

(3)避免气道压力过高,防止发生张力性气胸。

(4)高频通气可能促进气体交换,减少气道压力的波动。

(5)通过过度通气、持续输注芬太尼、吸入一氧化氮,降低肺血管阻力。

(6)术前建立可靠的静脉通路,首选上肢外周静脉。

(7)注意保暖,密切监测患儿的中心体温变化。

三、麻醉管理

(1)采用静吸复合麻醉方法。麻醉诱导和维持可给予芬太尼。吸入低浓度的异氟烷或七氟烷。氧化亚氮使肠管扩张,损害肺功能,故不宜使用。

(2)采用氧气/空气混合通气,纯氧通气有引起早产儿晶状体后纤维增生的危险。

(3)术中监测气道压力,吸气峰压一般不超过 2.5 kPa(25 cmH$_2$O)。

(4)动脉穿刺置管连续监测血压并及时进行血气分析。颈内静脉置管监测中心静脉压并指导补液治疗。

(5)膈疝修补后不要即刻张肺,以免造成肺损伤。

(6)术后送 ICU 继续呼吸治疗,其中部分患儿可能需要较长期的呼吸机支持。

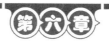

骨科手术麻醉

第一节 关节置换术患者的麻醉

人工关节的材料和工艺越来越先进，接受人工关节置换的患者也越来越多。此类手术确实使患者解除了疼痛，改善了关节活动功能，提高了生活质量。人工关节置换术的不断发展给麻醉带来了新的课题，提出了更高的要求，因为该类患者往往有许多特殊的方面，对此麻醉医师需要有较深的认识，做好充分的术前准备，严密的术中监测和良好管理以及术后并发症的防治工作。

一、关节置换术麻醉的特殊问题

（一）气管插管困难和气道管理困难

类风湿关节炎和强直性脊柱炎的患者常有全身多个关节受累，前者可累及寰枢关节、环杓关节及颞下颌关节等，可使寰枢关节脱位、声带活动受限、声门狭窄、呼吸困难及张口困难等；后者主要累及脊柱周围的结缔组织，使其发生骨化，脊柱强直呈板块状，颈屈曲前倾不能后仰，颞下颌关节强直不能张口。患者平卧时常呈"元宝状"，去枕头仍保持前屈，如果头部着床，下身会翘起。这两种患者行气管插管非常困难，因为声门完全不能暴露，且患者骨质疏松，有的患者还有寰枢关节半脱位，如果插管用力不当可造成颈椎骨折，反复插管会造成喉头水肿和咽喉部黏膜损伤、出血，气道管理更加困难。一些患者合并有肺纤维化病变，胸壁僵硬，致肺顺应性下降，通气和弥散能力均降低，可致血氧饱和度下降。对此类患者，麻醉医师在术前访视时，如估计气管插管会有困难者，应事先准备好纤维支气管镜以便帮助插管。合并肺部感染致呼吸道分泌物增多，且易发生支气管痉挛，给呼吸道的管理更增加了难度。

(二) 骨黏合剂

为了提高人工关节的稳定性,避免松动和松动引起的疼痛,利于患者早期活动和功能恢复,在人工关节置换术中常需应用骨黏合剂(骨水泥),通常是在骨髓腔内填入骨水泥,再将人工假体插入。骨黏合剂为一高分子聚合物,又称丙烯酸类黏合剂,包括聚甲基丙烯酸甲酯粉剂和甲基丙烯酸甲酯液态单体两种成分,使用时将粉剂和液态单体混合成面团状,然后置入髓腔,自凝成固体而起作用。在聚合过程中可引起产热反应,温度可高达 $80\sim90\ ℃$,这一产热反应使骨水泥更牢固。单体具有挥发性,易燃,有刺激性气味和毒性,因此,房间内空气流通要好。未被聚合的单体对皮肤有刺激和毒性,可被局部组织吸收引起"骨水泥综合征"。单体被吸收后大约3分钟达峰值血液浓度,在血中达到一定浓度后可致血管扩张并对心脏有直接毒性,体循环阻力下降,组织释放血栓素致血小板聚集,肺微血栓形成,因而患者可感胸闷、心悸,心电图可显示有心肌损害和心律失常(包括传导阻滞和窦性停搏),还可有肺分流增加而致低氧血症、肺动脉高压、低血压及心排血量减少等。单体进入血液后可以从患者的呼气中闻到刺激性气味。肺脏是单体的清除器官,清除速度很快,故一般不会受到损害,只有当单体的量达到全髋关节置换时所释放的单体量的35倍以上时,肺功能才会受到损害。因此,对肺功能而言,骨水泥的使用一般是安全的。为减少单体的吸收量,混合物必须做充分搅拌。

除单体吸收引起的对心脏、血管和肺脏的毒性反应外,当骨黏合剂填入骨髓腔后,髓腔内压急剧上升,使得髓腔内容物包括脂肪、空气微栓子及骨髓颗粒进入肺循环,引起肺栓塞,致肺血管收缩,肺循环阻力增加和通气灌流比例失调,导致肺分流增加、心排血量减少和低氧血症。为了减少髓腔内压上升所致的并发症,用骨水泥枪高压冲洗以去除碎屑,从底层开始分层填满髓腔,这可使空气从髓腔内逸出以减少空气栓塞的发病率,也可从下位的骨皮质钻孔,并插入塑料管以解除髓内压的上升。

对骨黏合剂使用时对心肺可能造成的影响,必须高度重视,采取预防措施。应当在用骨水泥时严密监测 PaO_2、$PaCO_2$、呼气末二氧化碳分压、血氧饱和度、血压、心律及心电图等。补足血容量,必要时给予升压药,保证气道通畅,并予充分吸氧。下肢关节置换的手术,在松止血带时,要注意松止血带后所致的局部单体吸收,骨髓、空气微栓子或脂肪栓等进入肺循环而引起的心血管反应,甚至有可能出现心搏骤停的意外。

（三）止血带

四肢手术一般都需在止血带下进行，以达到术野无血的目的。但是止血带使用不当时也会出现一些并发症。

（四）激素的应用

1.概述

行人工关节置换的患者常因其原发病而长期服用激素，因此，可有肾上腺皮质萎缩和功能减退，在围术期如不及时补充皮质激素，会造成急性肾上腺皮质功能不全（危象）。对此类患者应详细询问服用激素的时间、剂量和停用时间，必要时做 ACTH 试验检查肾上腺皮质功能。对考虑可能发生肾上腺皮质功能不全的患者，可在术前补充激素，可提前 3 天起口服泼尼松，5 mg，每天 3 次，或于术前一天上午和下午各肌内注射醋酸可的松 100 mg，在诱导之前及术后给予氢化可的松 100 mg 静脉滴注。

2.急性肾上腺皮质功能不全的判定

如果麻醉和手术中出现下列情况，则应考虑发生了急性肾上腺皮质功能不全。

（1）原因不明的低血压休克，脉搏增快，指趾、颜面苍白。

（2）在补充血容量后仍持续低血压，甚至对升压药物也不敏感。

（3）不明原因的高热或低体温。

（4）全麻患者苏醒异常。

（5）异常出汗、口渴。

（6）血清钾升高或钠、氯降低。

（7）肾区痛（腰疼）和胀感、蛋白尿。

（8）在上述症状的同时，可出现精神不安或神志淡漠，继而昏迷。

3.处理

如果考虑为肾上腺皮质功能不全，立即给予氢化可的松 100 mg 静脉推注，然后用氢化可的松 200 mg 静脉滴注。

（五）深静脉血栓和肺栓塞

骨关节手术有许多患者为长期卧床或老年人，静脉血流瘀滞，而手术创伤或肿瘤又使凝血功能改变，皆为静脉血栓的高危因素，在手术操作时有可能致深静脉血栓进入循环。长骨干骨折患者有发生脂肪栓塞的危险性，使用骨水泥时有可能发生空气栓塞。对麻醉医师来说，对术中发生的肺栓塞有足够的警惕非常重要,因为术中肺栓塞发病极其凶险,患者死亡率高,而且容易与其他原因引起的心搏骤停相混淆。因此,术中应密切观察手术操作步骤及患者的反应,严密监测心率、血压、血氧饱和度、呼气末二氧化碳分压等。心前区或经食管超声心动对肺栓塞诊断有一定帮助。如果患者术中突然出现不明原因的气促、胸骨后疼痛、呼气末二氧化碳分压下降、PaO_2下降、肺动脉高压、血压下降而用缩血管药纠正效果不好等表现时,应考虑有肺栓塞的可能。

为了预防和及时发现因静脉血栓脱落而致肺栓塞,术中须维持血流动力学稳定,补充适当的血容量,并在放骨水泥和松止血带时需严密监测生命体征的变化。

对严重肺栓塞的治疗是进行有效的呼吸支持及循环衰竭的纠正与维持。主要方法包括吸氧、镇痛、纠正心力衰竭和心律失常及抗休克。空气栓塞时,应立即置患者于左侧卧头低位,使空气滞留于右心房内,防止气栓阻塞肺动脉及肺毛细血管,也可通过经上肢或颈内静脉插入右心导管来抽吸右心内空气。对血栓性肺栓塞,如无应用抗凝药的禁忌,可用肝素抗凝治疗,或给予链激酶、尿激酶进行溶栓治疗。高压氧舱可促进气体尽快吸收并改善症状。

二、术前准备及麻醉选择与管理

虽然有许多青壮年患者需行关节置换术,但以老年人多见。老年人常伴有各系统器官的功能减退和许多并存疾病,致围术期和麻醉中并发症增多,其死亡率也比年轻人为高。术前需对高龄患者并存的疾病及麻醉的危险因素进行正确评估,对并存疾病应给予积极的治疗。如对于高血压和冠心病患者,术前应给予有效的控制血压及改善心肌缺血,维持心肌氧供需平衡,以减少围术期心脑血管的并发症;慢性气管炎患者应积极治疗,训练深呼吸及咳嗽,以减少术后肺部感染。老年人心肺肝肾功能减退,药物代谢慢,诱导和术中用药应尽量选用短效、代谢快及对循环影响小的药物,如用依托咪酯诱导,以异氟醚、七氟醚、地氟醚等吸入麻醉药为主维持麻醉,尽量减少静脉用药。

(一)术前准备

1.麻醉前访视与病情估计

关节置换的患者,老年人较多,他们常合并有心血管疾病、肺部疾病、高血压及糖尿病等。类风湿关节炎和强直性脊柱炎患者累及心脏瓣膜、心包及心脏传导系统者,须详细检查及对症处理。术前一定要了解高血压的程度,是否规律用药(抗高血压药可用至手术日早晨),是否累及其他器官,有无合并心功能不全。

对合并房室传导阻滞和病态窦房结综合征的患者应详细询问病史,必要时安置临时起搏器。慢性肺疾病患者,要注意有无合并肺部感染,术前需做肺功能和血气检查。类风湿关节炎和强直性脊柱炎要检查脊柱活动受限程度,判断气管插管是否困难,胸廓活动受限的程度如何。合并糖尿病的患者,要详细询问病史,服药的类型,检测术前血糖和尿糖值,必要时给予短效胰岛素控制血糖。有服用激素病史的患者,应根据服药史及术前的临床表现、化验结果决定围术期是否需要补充激素。

2.麻醉前用药

一般患者术前常规用药,有严重的循环和呼吸功能障碍的患者,镇静药或镇痛药慎用或不用。有肾上腺皮质功能不全倾向的患者,诱导前给予氢化可的松100 mg,加入100 mL液体中滴注。

3.术前备血

估计术中出血较多的患者,术前要准备好充分的血源。为了节约血源和防止血源性疾病传播和输血并发症,可采用术中血液回收技术或术前备自体血在术中使用。血红蛋白在10 g或红细胞比积在30%以下,不宜采集自体血。最后一次采血至少在术前72小时前,以允许血容量的恢复。拟做纤维支气管镜引导气管插管时,要准备好必备用品,如喷雾器、支气管镜等。

4.维持气道困难的预测与气管插管困难的评估

对类风湿关节炎和强直性脊柱炎影响到颈椎寰枢关节、颞下颌关节致头不能后仰和(或)张口困难的患者,应当仔细检查,估计气管插管的难易程度,以决定麻醉诱导和插管方式。目前,预测气道困难的方法很多,现介绍几种方法。

(1)张口度:是指最大张口时上下门牙间的距离,正常应≥3指(患者的示指、中指和无名指并拢),2～3指,有插管困难的可能,<2指,插管困难。不能张口或张口受限的患者,多置入喉镜困难,即使能够置入喉镜,声门暴露也不佳,因此可造成插管困难。

(2)甲颏间距:是指患者颈部后仰至最大限度时,甲状软骨切迹至下颏间的距离,以此间距来预测插管的难度。甲颏间距≥3指(患者的示、中及无名指),插管无困难,在2～3指间,插管可能有困难,但可在喉镜暴露下插管;<2指,则无法用喉镜暴露下插管。

(3)颈部活动度:是指仰卧位下做最大限度仰颈,上门牙前端至枕骨粗隆的连线与身体纵轴相交的角度,正常值>90°;<80°为颈部活动受限,直接喉镜下插管可能遇到困难。

（4）寰枕关节伸展度：当颈部向前中度屈曲（25°～35°），而头部后仰，寰枕关节伸展最佳。口、咽和喉3条轴线最接近为一直线（亦称"嗅花位"或称 Magill 位），在此位置，舌遮住咽部较少，喉镜上提舌根所需用力也较小。寰枕关节正常时，可以伸展35°。寰枕关节伸展度检查方法：患者端坐，两眼向前平视，上牙的咬颌面与地面平行，然后患者尽力头后仰，伸展寰枕关节，测量上牙咬颌面旋转的角度。上牙旋转角度可用量角器准确地测量，也可用目测法进行估计分级：1级为寰枕关节伸展度无降低；2级为降低 1/3；3级为降低 2/3；4级为完全降低。

（二）麻醉方法的选择

1.腰麻和硬膜外麻醉

只要患者无明显的腰麻或硬膜外麻醉禁忌证及强直性脊柱炎导致椎间隙骨化而使穿刺困难，都可选用腰麻或硬膜外麻醉，我院近年来在腰麻或硬膜外麻醉下进行了大量的髋、膝关节置换术，包括＞80 岁的高龄患者，均取得了良好效果。而且有研究表明选用腰麻和硬膜外麻醉对下肢关节置换术有如下优点。

（1）深静脉血栓发生率降低，因硬膜外麻醉引起的交感神经阻滞导致下肢动静脉扩张，血流灌注增加。

（2）血压和中心静脉压轻度降低，可减少手术野出血。

（3）可减轻机体应激反应，从而减轻患者因应激反应所引起的心肺负荷增加和血小板激活导致的高凝状态等。

（4）局麻药可降低血小板在微血管伤后的聚集和黏附能力，对血栓形成不利。

（5）可通过硬膜外导管行术后椎管内镇痛。

2.全身麻醉

对有严重心肺并发症的患者、硬膜外或腰麻穿刺困难者以及其他禁忌证的患者，宜采用气管插管全身麻醉。

（1）注意要点：①选用对心血管功能影响小的诱导和维持药物。②尽量选用中短效肌松药，术中严密监测生命体征，术后严格掌握拔管指征。③强直性脊柱炎等气管插管困难者，应在纤维支气管镜帮助下插管，以免造成不必要的插管损伤；必要时可行控制性降压，以减少出血。

总之，在满足手术要求和保证患者安全的前提条件下，根据患者的病情，手术的范围，设备条件和麻醉医师自身的经验与技术条件来决定麻醉方法。

（2）全麻诱导。对年老体弱者，全麻诱导时给药速度要慢，并密切观察患者的反应，如心血管反应，药物变态反应等。常用静脉药物及其诱导剂量如下。

①异丙酚:成人 2～2.5 mg/kg,在30 秒内给完,年老体弱者宜减量和减慢给药速度。②咪达唑仑:未用术前药的患者:＜55 岁,0.3～0.35 mg/kg;＞55 岁,0.30 mg/kg,ASAⅢ～Ⅳ级,0.2～0.25 mg/kg。已用术前药的患者,适当减量。③依托咪酯:0.2～0.6 mg/kg,常用量 0.3 mg/kg,小儿、老弱、重危患者应减量,注药时间在 30 秒以上。④硫喷妥钠:4～8 mg/kg,常用量 6 mg/kg。⑤常用肌松药及插管剂量:琥珀胆碱 1～2 mg/kg;泮库溴铵 0.10～0.15 mg/kg;维库溴铵 0.08～0.10 mg/kg,哌库溴铵0.1 mg/kg。

(3)麻醉维持。一般用静吸复合全麻,特别是以异氟醚、七氟醚为主的静吸复合全麻,对患者心血管功能抑制小,苏醒快,是理想的麻醉维持方法,因此,尽量减少静脉用药,而以吸入麻醉为主。

(4)预知气道困难患者的插管处理。预知气道困难的患者,应根据患者情况选择插管方式,切忌粗暴强行插管,特别是有颈椎半脱位,骨质疏松,全身脱钙的患者。气管插管技术的选择如下:①直接喉镜:一般插管无困难的患者,可快速诱导、直接喉镜下气管插管。估计可能有困难,不宜快速诱导,而应咽喉表面麻醉和环甲膜穿刺气管内表面麻醉或强化麻醉下行清醒气管插管。②盲探经鼻插管:用于插管困难的患者。患者清醒,多采用头部后仰、肩部垫高的体位,并可根据管口外气流的强弱进行适当的头位调整,气流最大时,表明导管正对声门,待患者吸气时将导管送入气管内。③纤维光导喉镜引导气管插管患者有明显困难插管指征时,应直接选择在纤维支气管镜帮助下插管;喉罩:有条件者可选用喉罩处理气道困难和插管困难。

(三)术中麻醉管理

(1)术中严密监测患者的生命体征,维持循环功能的稳定和充分供氧。监测包括血压、心率、心电图、血氧饱和度、呼气末二氧化碳分压等项目。

(2)对术前有冠心病或可疑冠心病的患者,应予充分给氧,以保证心肌的氧供需平衡。

(3)硬膜外麻醉要注意掌握好阻滞平面,特别是用止血带的患者,如果阻滞范围不够,时间长则会使患者不易耐受。

(4)对老年或高血压患者,局麻药用量要酌减,掌握少量分次注药原则,防止阻滞平面过广导致血压过低,要及时补充血容量。

(5)注意体位摆放,避免皮肤压伤,搬动体位要轻柔,要注意保持患者的体温。

(6)在一些重要步骤如体位变动、放骨水泥、松止血带前要补足血容量,密切观察这些步骤对机体的影响并做好记录。

（7）体液平衡很重要，既要补足禁食、禁水及手术中的丢失，满足生理需要量，又要注意不可过多、过快而造成肺水肿。

（8）心血功能代偿差的患者，在总量控制的前提下，胶体液比例可适当加大，可用血定安、海脉素、中分子羟乙基淀粉及血浆等。

术中失血量要精确计算，给予适量补充，备有自体血的患者需要输血时，先输自体血，有条件者可采用自体血回收技术回收术中失血。

（四）特殊手术的麻醉

1.强直性脊柱炎和类风湿关节炎患者的麻醉

（1）病情估计。术前患者访视应注意如下事项：①了解病情进展情况，是否合并心脏瓣膜、传导系统、心包等病变，应作心电图检查及判断心功能分级。②判断胸廓活动受限情况，决定是否作肺功能和血气检查。③了解颈、腰椎有无强直，颈活动度及张口度，依此考虑诱导和气管插管以何种方式进行。④水、电解质平衡情况，是否有脱钙。⑤是否有激素服用史，服用时间长短，剂量，何时停用，考虑是否用激素准备。⑥术前用药剂量宜小，呼吸受限者术前可免用镇静镇痛药，入室后再酌情给予。

（2）麻醉方式和术中管理。此类患者的腰麻和硬膜外麻醉穿刺常有困难，而且硬脊膜与蛛网膜常有粘连，易误入蛛网膜下腔，且椎管硬化，容积变小，硬膜外隙很窄，剂量不易掌握，过大致平面意外升高，有时又因硬膜外腔有粘连致局麻药扩散差，麻醉效果不好，追加镇静药又顾虑呼吸和循环抑制，颇为棘手。因此，从患者安全出发，一般采用全麻更为合适。全麻可根据患者颈部活动度和张口程度决定诱导和插管方式。估计有困难者，行清醒经鼻盲探气管插管。对脊柱前屈＞60°、颈屈曲＞20°患者，行快速诱导全麻是危险的。此外，反复不成功的插管可发生咽喉软组织损伤、出血、水肿，以致气道难以保持通畅，而出现缺氧、CO_2蓄积，甚至心搏骤停等严重后果。因此，行纤维支气管镜引导下气管插管是安全可靠的方式。如果条件不具备，可考虑逆行插管术，也可考虑使用喉罩。

有近期或长期服用激素病史者，诱导前给予 100 mg 氢化可的松溶于 100 mL 液体中，输入后开始诱导。全麻忌过深，因此类患者对麻醉药耐量低，用药量应减少，尤其是静脉麻醉药。术中充分供氧，避免低氧血症，并注意液体量和失血量的补充。颈椎强直者，术后需完全清醒后再拔管。

2.髋关节置换术的麻醉

人工髋关节置换术的主要问题是患者多为老年人,长期卧床的强直性脊柱炎、类风湿关节炎及创伤骨折患者,手术创伤大,失血多,易发生骨黏合剂综合征及肺栓塞。

术前访视患者时,要注意其全身并发症及重要脏器功能情况,如高血压、心脏病、慢性阻塞性肺疾病、糖尿病等,术前应控制血压,改善心肺功能,控制血糖。术前应检查心肺功能。要询问过敏史,服药史,服用激素史等。长期卧床患者要注意心血管代偿功能和警惕深静脉血栓和肺栓塞的危险。术前需准备充分的血源,如备自体血。术前用药需选用对呼吸和循环无抑制的药物。

麻醉方式可根据患者情况和麻醉条件及麻醉医师自身经验来决定。有的医院多采用腰麻或硬膜外麻醉。

当手术截除股骨头颈部,扩大股骨髓腔和修整髋臼时,出血较多。为减少大量输血的并发症,减少输血性疾病的危险可采用一些措施。

(1)术前备自体血。

(2)术中失血回收。

(3)术前进行血液稀释。

(4)术中控制性降压。

(5)注意体位摆放,避免静脉回流不畅而增加出血。

(6)术前、术中用抑肽酶可减少出血。

在用骨黏合剂时应警惕骨水泥综合征的发生,充分供氧,保持血容量正常,减浅麻醉,必要时给予升压药。同时要警惕脂肪栓塞综合征,以防意外发生。

3.膝关节置换术的麻醉

膝关节置换术主要注意松止血带后呼吸血压的变化、骨水泥问题及术后镇痛。膝关节手术一般用止血带减少出血,但要注意由此带来的并发症。少数高血压,心脏病患者在驱血充气后可产生高血压,甚至心力衰竭。在松止血带时可产生"止血带休克"及肺栓塞综合征。在双膝关节同时置换时,要先放松一侧后,观察生命体征的变化,使循环对血液重新分布有一个代偿的时间,再放另一侧止血带。

膝关节置换术后疼痛可能比髋关节置换术后更明显,可行各种方法的术后镇痛,有利于早期活动和功能锻炼。

第二节 脊柱手术患者的麻醉

一、脊柱急症手术

(一)概述

随着汽车的逐渐普及,交通事故也在上升,它是造成脊柱创伤的主要原因之一,另一主要原因是工伤事故。脊柱创伤最常见的是脊柱骨折、椎体脱位和脊髓损伤。脊柱创伤后常因骨折、脱位、血肿导致脊髓损伤,一旦出现脊髓损伤,后果极为严重,可致终身残疾,甚至死亡。据统计脊髓损伤的发病率为(8.1~16.6)/100万人,其中80%的患者年龄在11~30岁。因此,对此类患者的早期诊断和早期治疗至关重要。

(二)麻醉应考虑的问题

1.脊髓损伤可以给其他器官带来严重的影响

麻醉医师对脊髓损伤的病理生理改变应有充分认识,以利正确的麻醉选择和合理的麻醉管理,减少继发损伤和围术期可能发生的并发症。

2.应兼顾伴发伤

脊柱损伤常合并其他脏器的损伤,麻醉过程中应全面考虑,尤其是伴有颅脑胸腹严重损伤者。

3.困难气道

颈椎损伤后,尤其是高位颈椎伤患者常伴有呼吸和循环问题,其中气道处理是最棘手的问题,全身麻醉选择何种气管插管方式方可最大限度地减少或避免因头颈部伸曲活动可能带来的加重脊髓损伤情况,是麻醉医师需必须考虑的至关重要的问题。高位脊髓伤患者可出现气管反射异常,系交感与副交感神经平衡失调所致,表现刺激气管时易出现心动过缓,如并存缺氧,可致心搏骤停,因此,对该类患者在吸痰时要特别小心。

(三)麻醉用药选择

1.麻醉选择

大部分脊柱损伤需行椎管减压和(或)内固定手术,手术本身较复杂,而且组织常有充血水肿,术中出血较多;另外,硬脊膜外和蛛网膜下腔阻滞麻醉均因穿刺及维持平面方面有一定的困难,体位变动也常列为禁忌,如伴有脊髓损伤,病情常较复杂,术中常有呼吸及循环不稳等情况发生,故一般均应采取气管插管全身麻醉。

鉴于脊髓损伤有较高的发病率,并常有复合损伤,特别是颈段和(或)上胸段损伤者,麻醉手术的危险性较大,任何的操作技术都有可能产生不良后果,甚至加重原发损伤,故在诊断之始及至麻醉后手术期间,对此类患者,麻醉医师均应仔细观察处理,特别是对那些身体其他部位合并有致命创伤的患者。

麻醉选择足够深的全身麻醉和神经阻滞麻醉均可有效的预防副交感神经的过度反射,消除这一过度反射是血流动力学稳定的基础;仔细的决定麻醉药用量和认真细致注意血容量的变化并加以处理是血流动力学稳定的重要因素。

2.麻醉用药

脊髓损伤后,由于肌纤维失去神经支配致使接头外肌膜胆碱能受体增加,这些异常的受体遍布肌膜表面,产生对去极化肌松药的超敏感现象,注入琥珀胆碱后会产生肌肉同步去极化,大量的细胞内钾转移到细胞外,从而大量的钾进入血液循环,产生严重的高血钾,易发生心搏骤停。一般脊髓损伤后 6 个月内不宜使用琥珀胆碱,均应选用非去极化肌松药。鉴于脊髓损伤的病理生理改变,在选择麻醉前用药时应慎用或不用有抑制呼吸功能和可导致睡眠后呼吸暂停的药物。麻醉诱导时宜选用依托醚酯、咪达唑仑等对循环影响较小的药物,并注意用药剂量及给药速度,同时准备好多巴胺及阿托品等药物。各种吸入和非吸入麻醉药虽然对脊髓损伤并无治疗作用,但氟烷、芬太尼、笑气和蛛网膜下腔使用的利多卡因均能延长从脊髓缺血到脊髓损伤的时间,这种保护作用的可能机制如下。

(1)抑制了脊髓代谢。

(2)对脊髓血流的影响。

(3)内源性儿茶酚胺的改变。

(4)阿片受体活性的改变。

(5)与继发损伤的介质如前列腺素相互作用的结果。

麻醉维持多采用静吸复合的方法。

(四)麻醉操作和管理

1.麻醉操作

脊柱骨折可为单纯损伤和(或)合并其他部位的损伤,在脊髓损伤的急性期任何操作都可能加重或造成新的脊髓损伤。麻醉医师术前应仔细检查、轻微操作。需要强调的是麻醉诱导插管时,不应为了插管方便而随意伸曲头颈部,应尽量使头部保持在中位,以免造成脊髓的进一步损伤。另外,在体位变动时同样要非常小心。

2.麻醉管理

脊柱骨折常可合并其他部位的损伤,尤其对其他部位的致命损伤如闭合性颅脑损伤等须及时诊断和处理,若有休克须鉴别是失血性休克还是脊髓休克,这是合理安全麻醉的基础。

(1)术中监测:脊柱创伤患者病情复杂,故术中应加强对该类患者中枢、循环、呼吸、肾功能、电解质及酸碱平衡的综合的动态监测,以便及时发现并予以相应的处理,只有这样才能提高创伤患者的救治成功率。其实,对该类患者的监护不应只局限于术中,而是在整个围术期均应加强监护,唯此才能降低死亡率。

(2)呼吸管理:术中应根据血气指标选择合适的通气参数,以维持正常的酸碱平衡和适当的脊髓灌注压是至关重要的。动物试验表明高或低碳酸血症均对脊髓功能恢复不利,但创伤后低碳酸血症比高碳酸血症对组织的危害小,一般维持 $PaCO_2$ 4.7~5.3 kPa(35~40 mmHg)为宜,如合并闭合性颅脑损伤,伴有颅内压增高 $PaCO_2$ 应维持在较低水平 3.3~4.0 kPa(25~30 mmHg)为佳。如围术期出现突发不能解释的低氧血症及二氧化碳分压升高,应考虑有肺栓塞、肺水肿或急性呼吸窘迫综合征的可能,缓慢进展的或突发的肺顺应性下降,预示有肺水肿的发生,常表现为肺间质水肿,肺部听诊时湿啰音可不清楚。机械通气时可加用呼气末正压通气。对高位脊髓损伤者,术后拔除气管导管时应特别慎重,最好保留气管导管直至呼吸循环稳定后再拔,如估计短时间内呼吸功能不能稳定者,可做气管切开,以便于气道管理。

(3)循环管理:对脊柱创伤伴有休克的患者,首先应分清是失血性休克还是脊髓休克,以便作出正确处理。前者以补充血容量为主,而对脊髓休克者可采用适当补液和 α 受体兴奋药(去氧肾上腺素或多巴胺)治疗,且不可盲目补液,特别是四肢瘫痪的患者已存在心功能不全和血管张力的改变,在此基础上如再过量输液,增加循环负荷可导致心力衰竭及肺水肿。其次脊髓损伤患者麻醉时既不可过浅致高血压,也不可过深致低血压。麻醉诱导时常出现低血压,尤其体位变动时可出现严重的低血压,甚至心搏骤停,多见于脊髓高位损伤者。为预防脊髓损伤的自主神经反射引起的心血管并发症,应选择相应的血管活性药物治疗。对脊髓损伤早期出现的严重高血压可选用直接作用到小动脉的硝普钠,α 受体阻滞剂(酚妥拉明);对抗心律失常可用 β 受体阻滞剂、利多卡因和艾司洛尔(Esmolol)等药,对窦性心动过缓、室性逸搏可选用阿托品对抗;也可适当加深麻醉来预防和治疗脊髓损伤患者的自主神经反射亢进。对慢性脊髓损伤合并贫血和营养不良的患者,麻醉时应注意补充红细胞和血浆,必要时可输清蛋白。

在脊髓休克期间,一般是脊髓损伤后的 3 天至 6 周,为维持血流动力学的稳定和防止肺水肿,监测中心静脉压和肺毛细血管楔压,尤其是肺毛细血管楔压不仅可直接监测心肺功能,而且还能估计分流量。

(4)体位:脊柱创伤患者伴有呼吸及循环不稳等情况,而手术大多采取俯卧位,必须注意胸腹垫物对呼吸循环和静脉回流的影响,同时还应注意眼或颌面部软组织压伤及肢体因摆放不妥所带来的损伤等。另外,应注意体位变动时可能发生的血流动力学剧变。

3.术中输血补液

术中应详细记录出入量,输液不可过量,并注意晶胶体比例,一般维持尿量在 25~30 mL/h,必要时可予以利尿。已有许多研究表明围术期的高血糖可加重对脊髓神经功能的损害作用,因此,术中一般不补充葡萄糖。根据患者术前的血色素和出血情况而决定是否输血。

(五)颈椎损伤的气道处理

对颈椎损伤患者的进展性创伤生命支持(advanced trauma life support,ATLS)方案已由美国创伤学会提出,方案如下:①无自主呼吸又未行 X 线检查者,如施行经口插管失败,应改行气管切开。②有自主呼吸,经 X 经排除颈椎损伤可采用经口插管,如有颈椎损伤,应施行经鼻盲探插管,若不成功再行经口或造口插管。③虽有自主呼吸,但无时间行 X 线检查施行经鼻盲探插管,若不成功再行经口或造口插管。

ATLS 方案有局限性,到目前为止对颈椎损伤的呼吸道处理尚无权威性和可行性的方案。对麻醉医师来说重要的是意识到气道处理与颈椎进一步损伤有密切关系的同时,采用麻醉医师最为娴熟的插管技术,具体患者具体对待,把不因行气管插管而带来副损伤或使病变加重作为指导原则。必要时可借助纤维支气管镜引导插管。颈椎制动是治疗可疑颈椎损伤的首要问题,所以,任何操作时均应保持颈椎处于相对固定的脊柱轴线位置。

1.各种气道处理方法对颈椎损伤的影响

常用的气管插管的方法有:经口、经鼻及纤维支气管镜引导插管等 3 种。其他插管方法,如逆行插管、环甲膜切开插管及 Bullard 喉镜下插管等目前仍较少应用。

(1)经口插管。颈椎损伤多发生在 C_3~C_7,健康志愿者在放射线监测下可见,取标准喉镜插管体位时,可引起颈椎的曲度改变,其中尤以 $C_3 \sim C_4$ 的改变更为明显。

(2)经鼻气管插管。虽然在发达国家施行经鼻盲探插管以控制患者的气道已经比较普及,但对存在自主呼吸的颈椎损伤患者,仍无有力证据表明采用这种插管技术是安全的,原因在于:①插管时间较长。②如表面麻醉不充分,患者在插管过程中常有呛咳,从而导致颈椎活动,可能加重脊髓损伤。③易造成咽喉部黏膜损伤和呕吐误吸而致气道的进一步不畅;插管时心血管反应较大,易出现心血管方面意外情况。

有学者对大量颈椎创伤合并脊髓损伤的患者采用全身麻醉,快速诱导经鼻或口插管的方法收到良好的临床效果。在此,要强调的是插管操作必须由有经验的麻醉医师来完成,而不应由实习生或不熟练的进修生来操作。

(3)纤维支气管镜引导下插管。纤维支气管镜是一种可弯曲的细管,远端带有光源,操作者可通过光源看到远端的情况,并可调节使其能顺利通过声门。与气管插管同时使用时,先将气管导管套在纤维支气管镜外面,再将纤维支气管镜经鼻插至咽喉部,调节光源使其通过声门,然后再将气管导管顺着纤维支气管镜送入气管内。纤维支气管镜插管和经鼻盲探插管比较,具有试插次数明显减少,完成插管迅速,可保持头颈部固定不动,并发症少等优点,纤维支气管镜插管的成功率几乎可达 100%,比经鼻盲探明显增高,且插管的咳嗽躁动发生率低。

2.颈椎损伤患者气管插管方式的选择

如上所述,为了减少脊柱创伤后的继发损伤,选用何种插管方法是比较困难的,但有一点是肯定的,有条件者首选纤维支气管镜插管引导下插管;其次,要判断患者的插管条件,如属困难插管,千万别勉强,可借助纤维支气管镜插管或行气管切开;另外,要选麻醉者最熟练的插管方法插管。只有这样才能将插管可能带来的并发症降到最低。

二、择期类手术

(一)概述

脊柱外科发展很快,尤其近年来,新的手术方法不断涌现,许多国际上普遍使用的脊柱外科手术及内固定方法,在国内也已逐渐推广使用,开展脊柱外科新手术的医院也越来越多,在这方面做得较好的是上海长征医院,已有手术患者8 000 多例,手术方法及内固定材料等方面基本上与国际接轨。脊柱外科手术大多比较精细和复杂,而且一旦发生脊髓神经损伤,将造成患者的严重损害,甚至残废。因此,在手术前做好充分准备,选择恰当的手术方案及麻醉方法,以确保麻醉和手术的顺利进行显得尤为重要。

(二)脊柱择期手术的特点

脊柱外科手术同胸腹和颅脑手术相比,虽然对重要脏器的直接影响较小,但仍有其特点,麻醉和手术医师对此应有足够的认识,以保证患者围术期的安全。

1.病情差异较大

脊柱手术及接受手术的患者是千变万化和参差不齐的,患者可以是健壮的,也可以是伴有多系统疾病的,年龄从婴儿到老年;疾病种类繁多,既有先天性疾病,如先天性脊柱侧凸,又有后天性疾病,如脊柱的退行性变;既可以是颈椎病,也可以是骶尾部肿瘤等。手术方法多种多样,既可以经前方、侧前方减压,也可以经后路减压,有的需要内固定,有的则不需要,即使是同一种疾病,由于严重程度不等,其治疗方法也可完全两样。因此,麻醉医师术前应该准确了解病情及手术方式,以便采取恰当的麻醉方法,保证手术顺利地进行。

2.手术体位对麻醉的要求

脊柱外科手术患者的正确体位可以减少术中出血,易于手术野的暴露和预防体位相关的损伤。根据脊柱手术进路的不同,常采取不同的体位,仰卧位和侧卧位对循环和呼吸功能影响不大,麻醉管理也相对较为简单。当采用俯卧位时可造成胸部和腹部活动受限,胸廓受压可引起限制性通气障碍,使潮气量减少,如果麻醉深度掌握不好使呼吸中枢受到抑制,患者则有缺氧的危险;而腹部受压可导致静脉回流障碍,使静脉血逆流至椎静脉丛,加重术中出血。另外,如果头部位置过低或颈部过分扭曲等都可造成颈内静脉回流障碍,而致球结膜水肿甚至脑水肿。因此,俯卧位时应取锁骨和髂骨为支撑点,尽量使胸腹部与手术台之间保持一定空隙,同样要将头部放在合适的位置上,最好使用软的带钢丝的气管导管,这样可以避免气管导管打折和牙垫可能造成的搁伤。较长时间的手术,建议采用气管内麻醉。如果采用区域阻滞麻醉,则应加强呼吸和循环功能的监测,特别是无创血氧饱和度的监测,以便及时发现患者的氧合情况。患者良好体位的获得要靠手术医师、麻醉医师和手术护士的一起努力。

3.充分认识出血量大

脊柱手术,由于部位特殊,止血常较困难,尤其是骶尾部的恶性肿瘤手术,失血量常可达数千毫升,因此术前必须备好血源,术中要正确估计失血量,及时补充血浆成分或者全血。估计术中有可能发生大量失血时,为减少大量输血带来的一些并发症,有时可采取血液稀释、自体输血及血液回收技术,也可采用术中控制性降压,但这些措施可使麻醉管理更加复杂,麻醉医师在术前应该有足够的认识,并做好必要的准备,以减少其相关的并发症。

(三)术前麻醉访视和病情估计

1.术前麻醉访视

(1)思想工作:通过麻醉前访视应尽量减少患者术前的焦虑和不安情绪,力争做到减轻或消除对手术和麻醉的顾虑和紧张,使患者在心理和生理上均能较好地耐受手术。麻醉医师术前还应向患者及其家属交代病情,说明手术的目的和大致程序,拟采用的麻醉方式,以减少患者及其家属的顾虑。对于情绪过度紧张的患者手术前晚可给予适量的镇静药,如地西泮 5～10 mg,以保证患者睡眠充足。

(2)病史回顾:详细询问病史,包括常规资料(如身高、体重、血压、内外科疾病、相关系统回顾、用药情况、过敏史、本人或家族中的麻醉或手术的意外情况、异常或过分出血史)和气道情况估计,以便正确诊断和评价患者的疾病严重程度以及全身状况,选择适当的麻醉方法以保证手术得以顺利进行。虽然脊柱手术的术后并发症和死亡率都较低,但也应同样重视术前的准备工作,包括病史采集工作。特别是对于脊柱畸形手术患者,要注意畸形或症状出现的时间及进展情况,畸形对其他器官和系统功能的影响,特别要注意是否有呼吸和循环系统并发症,如心悸、气短、咳嗽和咳痰。

(3)体格检查:对于麻醉医师来说,在进行体格检查时,除了对脊柱进行详细的检查外,对患者进行系统的全身状况的检查也非常重要,特别是跟麻醉相关项目的检查,如气管插管困难程度的判断及腰麻、硬膜外穿刺部位有无畸形和感染等,以便为麻醉方式的选择做好准备。另外,对脊柱侧凸的患者,要注意心、肺的物理检查。

(4)了解实验室检查和其他检查情况:麻醉医师在术前访视时,对已做的各项实验室检查和其他检查情况应作详细了解,必要时可做一些补充检查。对于要施行脊柱手术的患者,国内除了要进行血、尿常规和肝、肾功能、凝血功能、电解质检查等以外,还应进行心电图检查。如怀疑有心功能异常的患者,术前可做超声心动图检查,有助于对心功能的进一步评价,从而估计对手术的耐受性。但近年来国外的趋势是在许多患者中已减少了一些常规检查,术前实验室检查、胸片、心电图和 B 超等应根据患者的年龄、健康情况及手术的大小而定,对健康人的筛选试验如表 6-1 所示。

表 6-1　手术、麻醉前常规检查

年龄（岁）	胸片	心电图	血液化验
＜40	—	—	
40～59	—	＋	肌酐、血糖
≥60	＋	＋	肌酐、血糖及全血常规

2.病情估计

在评价患者对麻醉和手术的耐受性时，首先要注意的是患者的心肺功能状态。在脊柱手术中，脊柱侧凸对患者的心肺功能影响最大，因此，严重脊柱侧凸和胸廓畸形的患者术前对心肺功能的估计特别重要，由于心肺可以直接受到影响，如机械性肺损害或者作为一些综合征（如马方综合征，它可有二尖瓣脱垂、主动脉根部扩张和主动脉瓣关闭不全）的一部分而受到影响，可表现为气体交换功能的障碍，肺活量、肺总量和功能余气量常减少，机体内环境处于相对缺氧状态，术中和术后易出现缺氧、呼吸困难甚至呼吸衰竭，因此术前应进行血气分析和肺功能测定，以评价患者的肺功能状态，这对判断其能否耐受手术和预后有重要意义。一般肺功能检查显示轻度损害的患者，只要在术中加强监护一般可耐受麻醉和手术，对中度以上损害的患者，则应在术前根据病因采取针对性的处理。另外，根据病史情况，必要时应行彩色超声心动图检查及心功能测定。

一般认为脊柱侧凸程度越重，则影响越大，预后也越差。任何原因导致的胸部脊柱侧凸，均有可能导致呼吸和循环衰竭。据报道许多这种病例在 45 岁以前死亡，而在尸检中右心室肥厚并肺动脉高压的发生率很高。特发性脊柱侧凸常于学龄前后起病，如得不到正确治疗，其病死率可比一般人群高 2 倍，其原因可能是由于胸廓畸形使肺血管床的发育受到影响，单位肺组织的血管数量比正常人少，从而导致血管阻力的增加。另外由于胸廓畸形使肺泡被压迫，肺泡的容量变小，导致通气血流比率异常，使肺血管收缩，最后导致肺动脉高压。术前心电图检查 P 波大于2.5 mm示右心房增大，如果 V_1 和 V_2 导联上 R 波大于 S 波，则提示有右心室肥厚，这些患者对麻醉的耐受性降低，在围术期应注意避免缺氧和增加右心室负荷。

对于脊柱畸形的患者，还应注意是否同时患有神经肌肉疾病，如脊髓空洞症、肌营养不良、运动失调等，这些疾病将影响麻醉药的体内代谢过程。

有些脊柱手术患者，由于病变本身造成截瘫，患者长期卧床，活动少，加上胃肠道功能紊乱，常发生营养不良，降低对麻醉和手术的耐受力。对这类患者术前应鼓励其进食,必要时可以采取鼻饲或静脉高营养,以尽可能改善其营养状况。高位截瘫患者易合并呼吸道和泌尿道感染,术前应积极处理,另外,截瘫患者由于瘫痪部位血管舒缩功能障碍,变动体位时易出现直立性低血压,应引起麻醉医师注意。部分患者可合并有水、电解质和酸碱平衡紊乱,也必须在术前予以纠正。长期卧床患者因血流缓慢和血液浓缩可引起下肢深静脉血栓形成,活动或输液时可引起血栓脱落,一旦造成肺动脉栓塞可产生致命性后果,围术期前后应引起重视并予以妥善处理。

(四)麻醉方法的选择和术中监测

1.麻醉方法的选择

以前,脊柱手术通常选用局部浸润麻醉,由于麻醉效果常不理想,术中患者常有疼痛感觉,因此,近年来已逐渐被全身麻醉和连续硬膜外麻醉所取代。腰段简单的脊柱手术可以选用连续硬膜外麻醉,但如果手术时间较长,患者一般不易耐受,必须给予辅助用药,而后者可以抑制呼吸中枢,有发生缺氧的危险,处于俯卧位时又不易建立人工通气,一旦发生危险抢救起来也非常困难,因此对于时间较长的脊柱手术。只要条件允许,应尽量采用气管内麻醉。对于高位颈椎手术或俯卧位手术者应选择带加强钢丝的软气管导管做经鼻插管,前者可避免经口插管时放置牙垫而影响手术操作,后者是为便于固定和头部的摆放而气管导管不打折。

大部分脊柱手术的患者术前可以给予苯巴比妥 0.1 g、阿托品 0.5 mg 肌内注射,使患者达到一定程度的镇静。如果使用区域阻滞麻醉,术前也可以只使用镇静药,特殊病例,可根据情况适当调整术前用药。

2.术中监测

术中监测是保证患者安全及手术顺利进行的必不可少的措施,血压、心电图、血氧饱和度及呼吸功能(呼吸频率、潮气量等)的监测应列为常规,有条件的可监测呼气末二氧化碳分压。

在脊柱畸形矫正术及脊柱肿瘤等手术时,由于创面大,失血多,加上采用俯卧位时,无创血压的监测可能更困难,因此在有条件的情况下,应行桡动脉穿刺直接测压,如有必要还应行中心静脉压的监测,以便指导输血和输液,对术前有心脏疾病者或老年人可放置漂浮导管,监测心功能及血管阻力等情况。在行控制性降压时动脉血压和中心静脉压的监测更是十分必要。

在行唤醒试验前,应了解肌松的程度,可用加速度仪进行监测,如果 T_4/T_1 恢复到 0.7 以上,此时可行唤醒试验。如果用周围神经刺激器进行监测,则 4 个成串刺激均应出现,否则在唤醒前应先拮抗非去极化肌松药。目前有的医院已用体表诱发电位等方法来监测脊髓功能。

(五)常见脊柱手术的麻醉

脊柱外科手术种类很多,其麻醉方法也各有其特点,以下仅介绍几种复杂且较常见手术的麻醉处理。

1.脊柱畸形矫正术的麻醉

脊柱畸形的种类很多,病因也非常复杂,其手术方式也不相同,其麻醉方法虽不完全相同,但一般均采用气管内麻醉,下面以脊柱侧凸畸形矫正的麻醉为例作详细介绍。

(1)术前常规心肺功能检查:特发性脊柱侧凸是危害青少年和儿童健康的常见病,可影响胸廓和肺的发育,使胸肺顺应性降低,肺活量减少,甚至可引起肺不张和肺动脉高压,进而影响右心,导致右心肥大和右心衰竭。限制性通气障碍和肺动脉高压所导致的肺心病是严重脊柱侧凸患者的主要死因。因此,术前除做常规检查外,必要时应做心肺功能检查。

(2)备血与输血:脊柱侧凸矫形手术涉及脊柱的范围很广,有时可超过 10 个节段,有的需经前路开胸、开腹或胸腹联合切口手术,有的经后路手术,即使经后路手术,没有大血管,但因切口长,手术创伤大,尤其是骨创面出血多,常可达 2 000～3 000 mL,甚至更多,发生休克的可能性很大,术前必须做好输血的准备。估计术中的失血量,一般备血 1 500～2 000 mL。近年来,不少学者主张采用自体输血法,即在术前采集患者的血液,在术中回输给患者自己。一般在术前 2～3 周的时间内,可采血 1 000 mL 左右,但应注意使患者的血红蛋白水平保持在 100 g/L 以上,血浆总蛋白在 60 g/L 左右。另外,可采用血液回收技术,回收术中的失血,经血液回收机处理后回输给患者,一般患者术中不需再输异体血。采用这两种方法可明显减少异体输血反应和并发症。

(3)麻醉选择:脊柱侧凸手术一般选择全身麻醉,经前路开胸手术者,必要时可插双腔气管导管,术中可行单肺通气,按双腔管麻醉管理;经后路手术者,可选择带加强钢丝的气管导管经鼻插管,并妥善固定气管导管,以防止术中导管脱落。诱导用药可使用芬太尼 1～2 μg/kg、异丙酚1.5～2.0 mg/kg 和维库溴铵 0.1 mg/kg。也可用硫喷妥钠 6～8 mg/kg 和其他肌松药,但对截瘫患者或先天性畸形的患者使用琥珀胆碱时,易引起高钾(从而有可能导致心室颤动甚至心搏骤停)或发生恶性高热,应特别注意。对全身情况较差或心功能受损的患者也可以选择依托咪酯0.1～0.3 mg/kg。麻醉的维持有几种不同的方式:吸入麻醉(如安氟醚、异氟醚或地氟醚＋笑气＋氧气）＋非去极化肌松药,中长效的肌松药的使用在临近唤醒试验时应特别注意,最好在临近唤醒试验 1 小时左右停用,以免影响唤醒试验。静脉麻醉(如静脉普鲁卡因复合麻醉和静脉吸入复合麻醉),各种麻醉药的组合方式很多,一般认为以吸入麻醉为佳,因为使用吸入麻醉时麻醉深度容易控制,有利于术中做唤醒试验。

（4）控制性降压的应用:由于脊柱侧凸手术切口长、创伤大,手术时间长,术中出血较多,为减少大量异体输血的不良反应,可在术中采用控制性降压术。但应掌握好适应证,对于心功能不全、明显低氧血症或高碳酸血症的患者,不要使用控制性降压,以免发生危险。用于控制性降压的措施有加深麻醉(加大吸入麻醉药浓度)和给血管扩张药(如 α 受体阻滞剂、血管平滑肌扩张药或钙通道阻滞剂)等,但因高浓度的吸入麻醉药影响唤醒试验,且部分患者的血压也不易得到良好控制,所以临床上最常用的药物是血管平滑肌扩张药(硝普钠和硝酸甘油)及钙通道阻滞剂(佩尔地平)。控制性降压时健康状况良好的患者可较长时间耐受 8.0～9.3 kPa(60～70 mmHg)的平均动脉压水平,但对血管硬化、高血压和老年患者则应注意降压程度不要超过原来血压水平的 30％～40％,并要及时补充血容量。

（5）术中脊髓功能的监测:在脊柱侧凸矫形手术中,既要最大限度地矫正脊柱畸形,又要避免医源性脊髓功能损伤。因此,在术中进行脊髓功能监测以便术中尽可能早地发现各种脊髓功能受损情况并使其恢复是必需的。其方法有唤醒试验和其他神经功能监测。唤醒试验多年来在临床广泛应用,因其不需要特殊的仪器和设备,使用起来也较为简单,但是受麻醉深度的影响较大,且只有在脊髓神经损伤后才能作出反应,对术后迟发性神经损伤不能作出判断,正因为唤醒试验具有上述缺点,有许多新的脊髓功能监测方法用于临床,这些方法各有其优缺点,下面仅作简要的介绍。

唤醒试验:即在脊柱畸形矫正后,如放置好 TSRH 支架后,麻醉医师停用麻醉药,并使患者迅速苏醒后,令其活动足部,观察有无因矫形手术时过度牵拉或内固定器械放置不当而致脊髓损伤而出现的下肢神经并发症甚至是截瘫。要做好唤醒试验,首先在术前要把唤醒试验的详细过程向患者解释清楚,以取得配合。其次,手术医师应在做唤醒试验前 30 分钟通知麻醉医师,以便让麻醉医师开始停止静脉麻醉药的输注和麻醉药的吸入。如使用了非去极化肌松药,应使用加速度仪或周围神经刺激器以及其他方法了解肌松的程度,如果肌松没有恢复,应在唤醒试验前 5 分钟左右使用阿托品和新斯的明拮抗。唤醒时,先让患者活动其手指,表示患者已能被唤醒,然后再让患者活动其双脚或脚趾,确认双下肢活动正常后,立即加深麻醉。如有双手指令动作,而无双足指令动作,应视为异常,有脊髓损伤可能,应重新调整矫形的程度,然后再行唤醒试验,如长时间无指令动作,应手术探查。在减浅麻醉过程中,患者的血压会逐渐升高,心率也会逐渐增快,因此手术和麻醉医师应尽量配合好,缩短唤醒试验的时间。有报道以地氟醚、笑气和小剂量阿曲库铵维持麻醉时,其唤醒试验的时间平均只有8.4分钟,可明显缩短应激反应时间。另外,唤醒试验时应防止气管导管及静脉留置针脱出。目前神经生理监测(体表诱发电位和动作诱发电位)正在逐渐取代唤醒试验。

体表诱发电位(SEP):是应用神经电生理方法,采用脉冲电刺激周围神经的感觉支,而将记录电极放置在刺激电极近端的周围神经上或放置在外科操作远端的脊髓表面或其他位置,连接在具有叠加功能的肌电图上,接受和记录电位变化。刺激电极常置于胫后神经,颈段手术时可用正中神经。SEP 记录电极可置于硬脊膜外(躯体感觉诱发电位)或头皮(皮质体感诱发电位,CSEP),其他还有硬膜下记录、棘突记录及皮肤记录等。测定 CSEP 值,很多因素可影响测定结果,躯体感觉诱发电位受麻醉药的影响比 CSEP 小,得到的 SEP 的图形稳定且质量好。CSEP 是在电极无法置于硬膜外或硬膜下时的选择,如严重畸形时。CSEP 的监测结果可能只反映了脊髓后束的活动。应用 SEP 做脊髓功能监测时,需在手术对脊髓造成影响前导出标准电位,再将手术过程中得到的电位与其进行比较,根据振幅和潜伏期的变化来判断脊髓的功能。振幅反映脊髓电位的强度,潜伏期反映传导速度,两者结合起来可作为判断脊髓功能的重要测量标志。通常以第一个向下的波峰称第一阳性波,第一个向上的波峰称为第一阴性波,依此类推。目前多数人以第一阴性波峰作为测量振幅和潜伏期的标准。在脊柱外科手术中,脊髓体表诱发电位躯体感觉诱发电位波幅偶然减少30%~50%时,与临床后遗症无关,总波幅减少 50% 或者一个阴性波峰完全消失才提示有脊髓损伤。CSEP 若完全消失,则脊髓完全性损伤的可能性极大;若可记录到异常的 CSEP,则提示脊髓上传的神经纤维功能尚存在或部分存在,并可依据潜伏期延长的多少及波幅下降的幅度判断脊髓受损伤的严重程度;脊柱畸形及肿瘤等无神经症状者,CSEP 可正常或仅有波幅降低,若伴有神经症状,则可见潜伏期延长及波幅降低约为正常的 1/2,此时提示脊柱畸形对脊髓产生压迫或牵拉,手术中应仔细操作;手术中牵拉脊髓后,若潜伏期延长大于 12.5 毫秒或波幅低于正常 1/2,10 分钟后仍未恢复至术前水平,则术后将出现皮肤感觉异常及二便障碍或加重原发损伤。影响 CSEP 的因素有：麻醉过深、高碳酸血症、低氧血症、低血压和低体温等，躯体感觉诱发电位则不易受上述因素影响。

运动诱发电位（MEP）：在脊髓功能障碍中，感觉和运动功能常同时受损。SEP 仅能监测脊髓中上传通道活动，而不能对运动通道进行监测。有报道 SEP 没有任何变化，但患者术后发生运动功能障碍。动物试验表明，用 MEP 观察脊髓损害比 SEP 更敏感，且运动通道刺激反应与脊髓损害相关。MEP 监测时，刺激可用电或磁，经颅、皮质或脊柱，记录可在肌肉、周围神经或脊柱。MEP 永久地消失与术后神经损害有关，波幅和潜伏期的变化并不一定提示神经功能损害。MEP 监测时受全麻和肌松药的影响比 SEP 大，MEP 波幅随刺激强度的变化而变化。高强度电刺激引起肌肉收缩难以被患者接受，临床上取得成功的 MEP 较困难，尤其是在没有正常基础记录的患者。因头皮刺激可引起疼痛，故使运动诱发电位的术前应用受到限制。Barker 等用经颅磁刺激诱发 MEP 监测，具有安全可靠、不产生疼痛并可用于清醒状态的优点，更便于手术前后对照观察。MEP 和 SEP 反应各自脊髓通道功能状态，理论上可互补用于临床脊髓功能监测，然而联合应用 SEP 和 MEP 还需要更多的临床研究。在脊柱外科手术中，各种监测脊髓功能的方法都有其优缺点，需正确掌握使用方法，仔细分析所得结果。一旦脊髓监测证实有脊髓损伤，应立即取出内固定器械及采取其他措施，取出器械的时间与术后神经损害恢复直接相关，有人认为若脊髓损伤后 3 小时取出内固定物，则脊髓功能难以在短期内恢复。术中脊髓功能损伤可分为直接损伤和间接损伤，其最终结果都引起脊髓微循环的改变。动物试验发现 MEP 潜伏期延长或波形消失是运动通道缺血的显著标志。但仅通过特殊诱发电位精确预测脊髓缺血、评价神经损害还有困难。

2.颈椎手术的麻醉

常见的颈椎外科疾病有颈椎病、颈椎间盘突出症、后纵韧带骨化、颈椎管狭窄症及颈椎肿瘤等，多数经非手术治疗可使症状减轻或明显好转，甚至痊愈。但对经非手术治疗无效且症状严重的患者可选择手术治疗，以期治愈、减轻症状或防止症状的进一步发展。由于在颈髓周围进行手术，有危及患者生命安全或者造成患者严重残废的可能，故麻醉和手术应全面考虑，慎重对待。

（1）颈椎手术的麻醉选择：颈椎手术的常见方法有经前路减压植骨内固定、单纯后路减压或加内固定等，根据不同的入路，麻醉方式也有所不同。后路手术可选用局部浸润麻醉，但手术时间较长者，患者常难以坚持，而且局麻效果常不够确切，故应宜选择气管内插管全身麻醉为佳。前路手术较少采用局部浸润麻醉,主要采用颈神经深、浅丛阻滞,这种方法较为简单,且患者术中处于清醒状态,有利于与术者合作,但颈前路手术中常需牵拉气管,患者有不舒服感觉,这是颈丛阻滞难以达到的,因此,近年来颈前路手术已逐渐被气管内插管全麻所取代。上海长征医院骨科在全麻下行颈椎手术已有数千例,取得了良好的效果。

在行颈前路手术时需将气管和食管推向对侧,方可显露椎体前缘,故在术前常需做气管、食管推移训练,即让患者用自己的 2～4 指插入手术侧(常选右侧)的气管、食管和血管神经鞘之间,持续地向非手术侧(左侧)推移。这种动作易刺激气管引起干咳,术中反复牵拉还易引起气管黏膜、喉头水肿,以致患者术后常有喉咙痛及声音嘶哑,麻醉医师在选择和实施麻醉时应注意到这一点,并向患者解释。

(2)局部浸润麻醉:常选用 0.5%～1% 的普鲁卡因,成人 1 次最大剂量 1.0 g,也可选用 0.25%～0.5% 的利多卡因,1 次最大剂量不超过 500 mg,两者都可加或不加肾上腺素。一般使用 24～25 G 皮内注射针沿手术切口分层注射。先行皮内浸润麻醉,于切口上下两端之间推注 5～6 mL,然后行皮下及颈阔肌浸润麻醉,可沿切口向皮下及颈阔肌推注局麻药 4～8 mL,切开颈阔肌后,可用 0.3% 的丁卡因涂布至术野表面直至椎体前方,总量一般不超过 2 mL。到达横突后,可用 1% 的普鲁卡因 8 mL 行横突局部封闭。行浸润麻醉注药时宜加压,以使局麻药与神经末梢广泛接触,增强麻醉效果。到达肌膜下或骨膜等神经末梢分布较多的地方时,应加大局麻药的剂量,在有较大神经通过的地方,可使用浓度较高的局麻药行局部浸润。须注意的是每次注药前都应回抽,以防止局麻药注入血管内,并且每次注药总量不要超过极量。

(3)颈神经深、浅丛阻滞:多采用 2% 利多卡因和 0.3% 的丁卡因等量混合液 10～20 mL,也可以采用 2% 的利多卡因和 0.5% 的丁哌卡因等量混合液 10～20 mL,一般不需加入肾上腺素。

因颈前路手术一般选择右侧切口,故麻醉也以右侧为主,必要时对侧可行颈浅丛阻滞。麻醉穿刺定位如下:患者自然仰卧,头偏向对侧,先找到胸锁乳突肌后缘中点,在其下方加压即可显示出颈外静脉,两者交叉处下方即颈神经浅丛经过处,相当于第 4 及第 5 颈椎横突处,选定此处为穿刺点,第 4 颈椎横突,常为颈神经深丛阻滞点。穿刺时穿刺针先经皮丘垂直于皮肤刺入,当针头自颈外静脉内侧穿过颈浅筋膜时,此时可有落空感,即可推注局麻药 4～6 mL,然后在颈浅筋膜深处寻找横突,若穿刺针碰到有坚实的骨质感,而进针深度又在 2～3 cm,此时退针 2 mm 使针尖退至横突骨膜表面,可再推药 3～4 mL 以阻滞颈神经深丛。每次推药前均应回抽,确定无回血和脑脊液后再推药。如有必要,对侧也可行颈浅丛阻滞。

(4)气管内插管全身麻醉:颈椎手术时全麻药物的选择没有什么特殊要求,但是在麻醉诱导特别是插管时应注意切勿使颈部向后过伸,以防止引起脊髓过伸性损伤。最好在术前测试患者的颈部后伸活动的最大限度。颈前路手术时,为方便行气管、食管推移应首选经鼻气管内插管麻醉。颈椎病患者常有颈髓受压而伴有心率减慢,诱导时常需先给予阿托品以提升心率,另外,术中牵拉气管时也引起心率减慢,需加以处理。还有前路手术时,反复或过度牵拉气管有可能引起气管黏膜和喉头水肿,如果术毕过早拔除气管导管,有可能引起呼吸困难,而此时再行紧急气管插管也比较困难。其预防措施如下:①术前向对侧退松气管。②术中给予地塞米松 20 mg,一方面可以预防和减轻因气管插管和术中牵拉气管可能造成的气管黏膜和喉头水肿,另一方面可预防和减轻手术可能造成的脊髓水肿。③术后待患者完全清醒后,度过喉头水肿的高峰期时拔除气管导管。

3.脊柱肿瘤手术的麻醉

脊柱肿瘤在临床上并不少见,一般分为原发性和转移性两大类,临床上脊柱肿瘤以转移性为多见,而其中又以恶性肿瘤占多数,故及时发现及时治疗十分重要。过去对脊柱恶性肿瘤,特别是转移性肿瘤多不主张手术治疗,现在随着脊柱内固定技术的发展和肿瘤化疗的进步,手术治疗可以治愈、部分治愈或缓解疼痛而使部分患者生活质量明显提高。

(1)术前病情估计和准备:脊柱良性肿瘤病程长,发展慢,一般无全身症状,局部疼痛也较轻微。恶性肿瘤的病程则较短,发展快,可伴随有低热、盗汗、消瘦、贫血、食欲减退等症状,局部疼痛也较明显,并可出现肌力减弱、下肢麻木和感觉减退,脊柱活动也受限。无论良性或恶性肿瘤,随着病程的进展,椎骨破坏的加重,常造成椎体病理性压缩骨折或肿瘤侵入椎管,压迫或浸润脊髓或神经根,引起四肢或肋间神经的放射痛,出现大小便困难。颈胸椎部位的肿瘤晚期还引起病变平面以下部位的截瘫和大小便失禁。由于脊柱的部位深,而脊柱肿瘤的早期症状多无特殊性且体征也不明显,因此拟行手术治疗的患者病程常已有一段时间,多呈慢性消耗病容,部分患者呈恶病质状态。化验检查会发现贫血、低蛋白血症、血沉增快等。术前除应积极进行检查,还应加强支持治疗,纠正贫血和低蛋白血症等异常情况,提高患者对手术和麻醉的耐受力。

脊柱肿瘤的手术包括瘤体切除和椎体重建术,手术创伤大,失血多,尤其是骶骨肿瘤切除术,由于骶椎为骨盆后壁,血液循环十分丰富,止血也很困难,失血可达数千毫升甚至更多,故术前须根据拟手术范围备足血源,为减少术中出血可于术前行数字减影血管造影检查,并栓塞肿瘤供血动脉。

(2)麻醉选择和实施:脊柱肿瘤手术一般选择气管内插管全身麻醉,较小的肿瘤可以选择连续硬膜外麻醉。估计术中出血可能较多时,应行深静脉穿刺和有创动脉侧压,可以在术中施行控制性降压术,骶尾部巨大肿瘤患者术中可先行一侧髂内动脉结扎。

全身麻醉一般采用静吸复合方式,药物的选择根据患者的情况而定。如果患者的一般情况好,ASA 分级在 I ～ II 级,麻醉药物的选择没有什么特殊要求,但如果患者的全身情况较差,则应选择对心血管功能抑制作用较小的药物,如静脉麻醉药可选择依托咪酯,吸入麻醉药可选择异氟醚,而且麻醉诱导时药物剂量要适当,注药速度不要过快。对行骶骨全切除术或次全切除术的患者,术中可实施轻度低温和控制性降压术,一方面降低患者的代谢和氧需求量,另一方面可减少失血量,从而减少大量输入异体血所带来的并发症。

4.胸椎疾病手术麻醉

胸椎疾病以后纵韧带骨化症和椎体肿瘤为多见,而肿瘤又以转移性为多见。前者常需经后路减压或加内固定术,一般采用行经鼻气管插管全身麻醉,后者常需经前路开胸行肿瘤切除减压内固定术,也采用全身麻醉,必要时需插双腔气管导管,术中可行单肺通气,以便于手术操作,此时麻醉维持不宜用笑气,以免造成术中血氧饱和度难以维持。术中出血常较多,需做深静脉穿刺,以便术中快速输血输液用。开胸患者需放置胸腔引流管,麻醉苏醒拔管前应充分吸痰,然后进行鼓肺,使萎陷的肺泡重新张开,并尽可能排除胸膜腔内残余气体。

5.脊柱结核手术的麻醉

脊柱结核为一种继发性病变,95%继发于肺结核。脊柱结核发病年龄以10 岁以下儿童最多,其次是 11～30 岁的青少年,30 岁以后则明显减少。发病部位以腰椎最多,其次是胸椎,而其中 99%是椎体结核。

(1)麻醉前病情估计:脊柱结核多继发于全身其他脏器结核,所以患者的一般情况较差,多合并有营养不良,如合并有截瘫,则全身情况更差,可出现心肺功能减退。患者可有血容量不足,呼吸功能障碍以及水、电解质平衡紊乱。因此,术前应加强支持治疗,纠正生理紊乱。对消瘦和贫血患者,除了积极进行支持治疗外,应在术前适当予以输血,以纠正贫血。合并截瘫者围术期要积极预防和治疗压疮、尿路感染和肺炎。术前尤其要注意的是应仔细检查其他器官如肺、淋巴结或其他部位有无结核病变,若其他部位结核病变处于活动期,则应先进行抗结核治疗,然后择期行手术治疗。

一般脊柱结核患者手术前均应进行抗结核治疗。长期使用抗结核药治疗的患者,应注意其肝功能情况,如肝功能差,应于术前 3 天开始肌内注射维生素 K_3,每天5 mg。

(2)麻醉的选择和实施:脊柱结核常见的手术方式有病灶清除术、病灶清除脊髓减压术、脊柱融合术和脊柱畸形矫正术。手术宜在全身麻醉下进行,由于脊柱结核患者全身情况较差,因此,对麻醉和手术的耐受力也较差,全身麻醉一般选择静吸复合麻醉,并选择对心血管系统影响较小的麻醉药物,如依托咪酯而不选择硫喷妥钠和异丙酚。麻醉过程中应注意即时补充血容量。颈椎结核可合并咽后壁脓肿,施行病灶清除的径路。①经颈前路切口:可选用局麻或全麻下进行手术。②经口腔径路:适用于高位颈椎结核,采用全身麻醉加经鼻气管插管或气管切开,术中和术后要注意呼吸管理,必要时可暂保留气管导管。

6.腰椎手术的麻醉

腰椎常见疾病有腰椎间盘突出症、腰椎管狭窄及腰椎滑脱等。椎间盘突出可发生在脊柱的各个节段,但以腰部椎间盘突出为多见,而且常为 L_5/S_1 节段。由于椎间盘的纤维环破裂和髓核组织突出,压迫和刺激神经根可引起一系列症状和体征。

椎间盘突出症一般经过保守治疗大部分患者的症状可减轻或消失,只有极少数患者须手术治疗。常规手术方法是经后路椎间盘摘除术。近来出现了显微椎间盘摘除术和经皮椎间盘摘除术等方法,麻醉医师应根据不同的手术方式来选择适当的麻醉方法。行前路椎间盘手术时可选择气管内插管全麻或连续硬膜外麻醉,其他手术方式可选择全身麻醉、连续硬膜外麻醉、腰麻或局部麻醉。连续硬膜外麻醉和局麻对患者的全身影响小,术后恢复也较快,但有时麻醉可能不完全,在暴露和分离神经根时须行神经根封闭,而采用俯卧位时如果手术时间较长患者常不能很好耐受,须加用适量的镇静安定药或静脉麻醉药。腰椎管狭窄的手术方式为后路减压术,可采用连续硬膜外麻醉或全身麻醉。腰椎滑脱常伴有椎间盘突出或椎管狭窄,术式常为经后路椎管减压加椎体复位内固定,由于手术比较大,而且时间也较长,故一般首选气管插管全身麻醉。

第三节　骨癌手术患者的麻醉

原发性骨癌与软组织肿瘤并不常见，而最为常见的大多是骨转移瘤。每年全美国恶性骨癌与软组织肿瘤的新发病例不到每百万人口的 20 例。由此估计，每年的新发骨癌与软组织肿瘤病例全国还不到 6 000 例，而转移的骨癌病例则要比原发骨癌高两倍。原发性骨癌与软组织肿瘤多种多样，可发生于人体的任何部位，但原发性骨癌常常好发于下肢及骶骨，而转移性骨癌常好发于肋骨、骨盆、脊椎以及下肢的长骨干。一些已发生骨转移的肿瘤患者，常常因转移部位的疼痛或活动受限或病理性骨折而求助于骨科医师，经检查才发现原发肿瘤。

过去，人们认为患有骨癌的患者，实施手术意味着必然会截肢，从而给患者及家属带来巨大的心理恐惧，并给患者日后的生活和行动带来极大的不便。今天，随着辅助治疗方式如放疗、化疗，以及骨科技术水平的提高，在切除骨癌的同时，更注重保留患者的肢体或骨盆的功能，如肢体骨癌切除、瘤细胞灭活再移植术和半骨盆肿瘤切除、肿瘤细胞灭活再移植术，或者在切除骨癌后，实施假体植入，这种假体可以是整块类似长骨干型的假体植入，也可以是简单的部分假体植入。大部分假体均采用金属合金假体，部分假体则采用骨水泥与金属杆的再塑体。从而大大改善了患者的肢体功能与生活质量，同时患者的存活率并没有因此而降低。对于软组织肿瘤，则根据肿瘤组织的恶性特点，采用局部或局部扩大切除，而对于脊椎的原发或转移瘤及骶骨瘤，多采用瘤细胞刮除术，如果瘤细胞刮除损害了脊柱的稳定性，则还需实施椎体内固定术。

骨癌手术由过去简单的手术操作，向提高患者术后生活质量发展，在过去被视为手术禁区的部位开展高难度手术，以及手术所引起的巨大创伤与大量出血对患者生命造成的威胁，这些都给麻醉的实施与管理带来了很多的困难。麻醉医师在实施每一例骨癌手术前应有充分的准备并对术中可能出现的各种问题作出充分的估计和提出相应的处理措施。

骨癌患者，由于术前已存在的血液高凝状态，使得术中因大量输血而导致的凝血功能紊乱以及使其诊断与治疗复杂化。在骨癌手术中，70％以上的患者均需输血，部分手术如骶骨与半骨盆部位的骨癌手术，由于出血迅猛且止血困难，常常因大量出血导致严重的失血性休克，即使输血输液充分，顽固性低血压也在所难免，从而给麻醉医师在持久性低血压期间对全身脏器的保护提出了新的挑战。

针对骨癌手术的这一特点,应加强患者的术前准备和对术中易发生凝血功能障碍或弥散性血管内凝血(DIC)的高危患者的筛选以及术中采用适当深度的麻醉以降低巨大的外科创伤所引起的应激反应。使用控制性降压技术,特别是新型钙通道阻滞剂尼卡地平控制性降压用于骨癌手术,不但能减少术中的出血量,而且还具有全身脏器特别是心肾的保护作用,以及抑制血小板聚集和血栓素(TXA$_2$)分泌的特点,将其用于易发生失血性休克的骨癌患者有其特殊的适应证。

一、骨癌的病理生理特点及其全身影响

骨癌的患者因局部包块及疼痛,甚至发生病理性骨折才去求治。难以忍受的疼痛常常驱使患者使用大量的镇痛药,其中包括阿片类的镇痛药,这些镇痛药长期使用,患者可产生耐受性或成瘾性。外科手术治疗是解决患者病痛的有效措施。短期使用大量镇痛药,会导致患者的神志恍惚,正常的饮食习惯紊乱,摄水及摄食减少,导致身体的过度消耗及体液负平衡,部分患者在术前可有明显的发热现象,体温可超过 39 ℃,常常给麻醉的实施带来许多困难,因此,可增加麻醉药的毒性反应以及对循环系统的严重干扰。另外,长期服用阿片类的镇痛药,增加了患者对此类药物的耐受性,从而使实施手术时所使用的阿片类药物和其他麻醉药的用量增加,因此会造成患者在术毕时的拔管困难。不论是原发性的脊椎骨癌或转移瘤,均会造成患者的活动困难,一些患者甚至有神经系统的功能障碍,此类患者由于长期卧床,会导致全身血管张力的下降以及疼痛导致的长期摄水不足,在实施全麻或部位麻醉时,应注意由于严重的低血压可导致循环衰竭,以及由于原发肿瘤和并存的骨转移瘤所致的全身应激力下降,使术中循环紊乱(低血压、心律失常、止血带休克等)的发生率增加。

骨癌的全身转移,以肺部转移为多见,这种转移大多为周围性,初期对患者的肺功能及氧合功能不会造成多大影响。一旦发生肺转移,实施开胸手术切除转移的肺叶,可以改善患者的生活质量并提高患者的近期存活率。

最近的研究发现,肿瘤患者,特别是实体肿瘤如骨癌和白血病,患者血浆中的组织因子有明显升高,组织因子作为一种凝血系统的启动剂,它的表达将导致凝血酶的产生和纤维蛋白形成,从而导致血液的内稳态异常以及凝血系统紊乱,使得患者的凝血系统术前就处于高凝状态,以及外科创伤性治疗与大量出血,极易导致术中 DIC 的发生。

高钙血症多见于骨转移癌,其发生的机制并不是由于癌灶对骨质的破坏,而是由原发癌所分泌的类甲状旁腺激素介质所介导的。伴有高钙血症的骨转移癌,多由乳癌所致,当疼痛性骨损害导致患者活动能力减低时,高钙血症可能发生较早或加重。如果患者应用阿片类强止痛药消除癌性疼痛,患者可因不能活动、呕吐或脱水等,进一步加重高钙血症。高钙血症的结果是骨质的吸收增加,使全身的骨质疏松,导致术中肿瘤切除后植入假体困难;而且由于在高钙血症下,受血液 pH 的影响,钙离子极易在肾小管内沉积,导致潜在的肾功能损害,进而影响经肾代谢和排泄的麻醉药,易引起麻醉药的作用延迟。

二、骨癌手术麻醉的特殊问题

(一)骨癌手术的特点

(1)创伤大、出血多、出血迅猛且失血性休克发生率高是骨癌手术的最大特点。创伤大,组织损伤严重是骨癌手术一大特点。由于骨癌的好发部位大多在富含肌肉、血管及神经的骨骼,切除肿瘤常常需剥离和切断骨骼部位的肌肉,导致大量的软组织和小血管的严重损伤;特别是需要实施骨癌切除、瘤细胞灭活再移植术,这种手术常常需将大块骨骼从肌肉、血管及神经组织中剥离出来,并将肿瘤组织从该骨骼上剔除,在特制的溶液中浸泡以灭活残余的肿瘤细胞,然后再将骨骼植入原来部位。因此这种损伤不但造成大量肌肉和小血管的撕裂,而且耗时长,使得机体在长时间内处于过高的应激状态下,导致凝血系统、神经内分泌系统和循环系统的严重失调。进而引发一系列的术中及术后并发症。

(2)出血量大、迅猛且失血性休克发生率高是骨癌手术的又一特点。据北京医科大学人民医院麻醉科对 100 余例骨癌以及软组织肿瘤手术的不完全统计,术中输血率高达 70% 以上。出血量多的骨癌手术依次为,骶骨癌刮除术,半骨盆肿瘤切除,脊椎肿瘤刮除术以及股骨、肱骨部位的骨癌切除等。这些手术的出血量一般均在 2 000 mL 以上,特别是骶骨癌刮除术,出血量可高达 4 000 mL 以上,最多的可高达 10 000 mL 以上,而且这种手术的出血迅猛,在肿瘤刮除时,常在短短的 5 分钟内,出血量可高达 2 000~4 000 mL,造成严重的低血压,大部分患者的平均动脉压可降至 4.0 kPa(30 mmHg),如果不及时、快速大量输血和补充体液,由于较长时间的低血压,导致全身脏器低灌注,进而造成脏器功能损害甚至衰竭。

(二)凝血功能障碍与 DIC 的发生

骨癌手术中易出现凝血功能障碍和 DIC 的发生,造成严重的大范围的组织细胞缺血、缺氧性损害。因此,DIC 不仅是术中的严重并发症,而且是多系统器官功能衰竭的重要发病环节。这是麻醉医师在围术期要非常重视的一个问题。

1.肿瘤所致的凝血功能障碍

许多肿瘤包括骨癌,由于细胞内含有大量类似组织凝血活酶物质,当受到术前化疗药物、放疗或手术治疗的影响时,细胞常被破坏而致此类物质释放入血循环,引起体内凝血系统激活。此外,恶性肿瘤晚期可并有各种感染,而感染本身又可通过许多途径促发 DIC。肿瘤侵犯血管系统引起内皮损伤,激活内源性凝血系统等,都可以使患者处于高凝状态。通过术前的血凝分析,可筛选出此类患者。

2.手术创伤所致的凝血功能异常

由于骨癌手术本身对大量的肌肉及血管系统造成的严重创伤,导致广泛血管内皮损伤。使大量组织凝血活酶由损伤的细胞内质网释放入血循环并导致外源性凝血系统激活。手术损伤对血管完整性的破坏,使基膜的胶原纤维暴露,激活内源性凝血系统,同时损伤的内皮细胞也可释放组织凝血活酶而引起外源性凝血系统的反应。

手术及创伤时,机体出现反应性血小板增多和多种凝血因子含量增加,血液呈暂时性高凝状态,在手术后 1～3 天尤为明显。最近 Boisclair 等的研究表明,外科手术可使血液的凝血酶原片段(F_{1+2})和凝血因子Ⅸ激活肽的水平明显增加。因此认为,手术创伤可能也是血液处于高凝状态的原因之一,手术创伤越大,其所引起的血液内稳态失衡越严重。

如何减轻外科创伤所导致的血液高凝状态和凝血因子的消耗,保持手术期间血液内稳态稳定是麻醉医师所要解决的问题之一。

3.大量失血、输血所造成的凝血功能异常

最近的研究表明,在肿瘤患者,外科手术创伤所致的大量失血是严重的血凝与抗凝系统紊乱并导致恶性凝血病性出血的主要因素。凝血病性出血最常见于急性大量失血的患者,临床表现为急性 DIC 早期的消耗性凝血病,有大量凝血因子消耗造成的凝血障碍,或者手术创伤后大量输入晶体液和库血所引起的血液稀释性凝血病,凝血因子浓度降低。急性大量失血严重损害了维持血液凝血系统的血小板成分,使血小板数目减少,凝聚力降低,这些因素均可促进广泛而严重出血倾向的发生。

由于骨癌手术出血迅猛所造成的血小板及凝血因子的丢失,以及急性大量失血时组织间液向血管内转移以补充血容量的丢失与大量输血补液后造成的凝血因子的稀释作用(输血量超过 4 000 mL 以上),使得临床上持续时间甚短的 DIC 的高凝血期之后,DIC 进入消耗性低凝血期或继发性纤溶亢进期,临床上出现广泛而严重的渗血或出血不止。骶骨癌患者发生 DIC 的临床表现只是到手术后期或近结束时,才发现手术部位广泛渗血和引流袋内血量的迅速增加及出血不止,此时查血凝分析,证实已发生了 DIC。这种患者出血量可高达 15 000 mL,连同术后出血,输血量可超过 20 000 mL。所以骨癌患者一旦出现 DIC,则病情极其凶险,应引起麻醉医师的高度警惕,要及时作出诊断和处理。

(三)术前放疗、化疗对机体的影响

术前予用骨癌的化疗药物包括多柔比星、长春新碱、环磷酰胺及甲氨蝶呤等,这些药物会对骨髓、心肺、肝、肾功能造成不同程度的毒性损害,使心肺储备能力低下,肝肾功能欠佳。由于术前使用化疗药常常对麻醉药的代谢造成影响,而导致麻醉药的使用超量以及麻醉药作用延迟的机会增加。

多柔比星在使用早期即可出现各种心律失常,积累量大时可致心肌损害,产生严重的心肌病变,导致充血性心力衰竭,它所引起的急性心脏毒性的主要表现为心电图急性改变,如非特异性 ST-T 改变、QRS 低电压、房性或室性期前收缩,发生率超过 30%,与剂量相关,大多数为暂时性、可逆性;也可引起亚急性心脏毒性,表现为心肌炎和心包炎,多于用药后数天或数周后发生。慢性心脏毒性的表现为渐近性心肌细胞损伤、心肌病变,最终可发展为充血性心力衰竭,给麻醉的实施与管理带来很大困难。而长春新碱主要引起骨髓抑制、白细胞及血小板减少,另外该药还具有中枢和外周神经系统毒性作用,最早的征象是外周感觉异常,继而发展为肌无力和(或)四肢麻痹。术前化疗后出现心脑毒性的患者,吸入麻醉药可能对心肌收缩力的抑制更加严重,术中应注意患者心功能的保护,选用对心功能抑制轻的麻醉药,并合理选用肌松药。

环磷酰胺经过肝脏转化后才具有抗癌活性,较长时间用药后对肝脏会产生一定影响。因此术前使用此类药物的患者,可能对麻醉药或镇静镇痛药特别敏感,麻醉过程中即使应用常规剂量也可能发生严重反应,所以术前用药及术中用药要减量,以确保患者的安全。另外,它可引起慢性肺炎伴进行性肺纤维性变,应充分估计呼吸功能减损的程度。

许多抗癌药化疗后会导致患者的血清胆碱酯酶的活性减低,骨癌患者也不例外。因此,对术前使用化疗的患者,麻醉中慎用去极化肌松药。由于环磷酰胺和甲氨蝶呤经肾排泄。有引起肾毒性的可能,所以非去极化肌松药最好选择不经肾脏排泄的药物,即使选择,其用量也需减量,以防止其作用延迟影响术毕

拔管。

　　几乎所有的化疗药物都具有骨髓抑制作用,因此,可加重肿瘤患者原已存在的血液不良情况。化疗后,血小板减少出现较早,于用药后6～7天即可发生;白细胞减少的出现则更早,可于用药后4～6小时发生。其常见的血液学障碍包括:DIC、纤维蛋白溶解及血小板功能障碍。DIC出现于肿瘤晚期,特别易见于肝转移患者,血小板功能障碍可因化疗药物引起,但也可能是骨髓肿瘤伴发的原发性改变,大多数出血是化疗药物引起骨髓消融导致血小板减少的继发结果。

　　术前化疗药的消化道反应常常造成患者食欲下降与腹泻,导致患者的抵抗力下降和水电平衡紊乱,在术前应给予足够的重视并应及时纠治。

　　放疗可使血小板生成减少,特别是有活力的骨髓包括在照射野之内时。另外,术前放疗虽然使肿瘤的体积缩小和瘤细胞的活性减弱,但是照射时放射性损伤造成照射野内组织的纤维性粘连、毛细血管增生和脆性增加,将会增加手术的出血量以及止血困难,还会造成术后伤口的越合延迟。麻醉医师术前应了解放疗的部位、照射野的大小以及照射量。

　　胸椎部位原发性或转移性骨癌,常常会因术前胸部的放疗导致急性放射性肺损伤(80%),这种肺损伤尽管较少出现症状,但却会使肺的储备功能下降,肺间质血管内皮细胞的通透性改变,术中易发生低氧血症、肺水增多以及术后的肺感染率上升。麻醉医师应注意对此类患者呼吸的监测,同时应给予抗生素预防肺部及伤口感染。

　　总之,术前接受化疗或放疗的骨癌患者,面临化疗药物的代谢毒性和细胞破坏,器官结构及其功能可能已受变性损害。麻醉医师必须注意化疗药物与麻醉药之间的相互不良影响,围术期尽量避免重要器官的再损害和生命器官的保护。

(四)大量输血与体液补充

　　手术期间急性大量失血是骨癌手术的特点之一。术中急性大量失血后必然有细胞外液的转移和丢失,此时机体有一个代偿过程,中等量失血时细胞外液能以每10分钟500 mL的速度转移到血管内以补充有效的循环容量而不产生休克症状。此外骨癌手术的严重、大面积的组织损伤使大量的功能性细胞外液转移到“第三间隙”,成为非功能性细胞外液。由于细胞外液是毛细血管和细胞间运送氧气和养料的媒介,是维持细胞功能的保证,所以在大量输血的同时必须大量补充细胞外液的转移和“第三间隙”体液的丢失,尤其长时间、严重低血容量时应大量补充功能性细胞外液,是保证细胞功能的重要措施。因此,在急性大量失血时,则需输入平衡液和浓缩红细胞,或输入平衡液和胶体液与浓缩红细胞。在失血性休克或术中大出血时,输入平衡液与失血量的比例为 3∶1。血容量丢失更多时,还需适当增加液量。

(五)骨黏合剂(骨水泥)

1.骨黏合剂的不良反应

由于骨黏合剂植入骨髓腔后,髓腔内压急剧升高,可使髓腔内容包括脂肪颗粒、骨髓颗粒和气体挤入静脉而到达肺循环,可导致肺栓塞;骨水泥经静脉吸收人血后会引起血管扩张和心肌抑制,导致低血压和心律失常。若肺栓塞和骨水泥造成心血管严重反应,轻者可导致肺内分流增加,心排血量减少和严重低血压以及低氧血症,重者可致心搏骤停,须提高警惕,采取预防措施。

2.骨黏合剂与抗生素的联合使用

过去一直认为,抗生素与肌松药具有协同作用,可引起肌松作用延迟,影响患者术毕拔管。现骨科医师在实施假体植入时,通常在骨水泥中添加庆大霉素粉剂,以预防假体植入后髓腔感染和导致假体的松动。临床观察到这些患者虽然加用庆大霉素粉剂,而未发现有肌松药的作用延迟现象。其原因可能与加入骨水泥中的抗生素与骨质的接触面积较小,吸收入血的剂量很少,使得与肌松药的协同作用不甚明显,所以将庆大霉素粉剂加入骨黏合剂中是否安全,仍需进一步观察。

三、骨癌手术的麻醉

(一)麻醉前准备与麻醉前用药

1.麻醉前准备

骨癌患者术前疼痛并由此导致的体液和电解质紊乱,以及术前发热是部分患者的常见表现。此类患者,住院后应给予足够的镇痛药,必要时经静脉通路补液、输血,改善患者的全身状况。

估计术中出血量大的患者,术前需准备足够量的库血,一般骶骨瘤刮除术需准备 5 000～10 000 mL 血,半骨盆切除需准备 3 000～5 000 mL 血,股骨和肱骨骨癌切除并实施假体植入的手术需准备 2 000～4 000 mL血。椎体肿瘤切除需准备 2 000～3 000 mL 血。输血量超过 3 000～4 000 mL 的还应准备血小板、新鲜冷冻血浆、纤维蛋白原及凝血酶原复合物,以防凝血功能障碍,出现 DIC。

除常规的实验室检查外,血凝分析是骨癌患者的特殊检查,通过此项检查可筛选部分处于高凝血状态且有可能术中发生 DIC 的高危患者,以便为麻醉管理提供指导。

　　术前接受化疗和放疗的患者,应特别重视了解化疗或放疗是否已经引起生命器官毒性改变及改变程度,以便对器官采取保护性措施。对此类患者需行血常规和生化检查。如果发现血小板计数少于$10 \times 10^9/L$,对术中出血量大的骨癌手术,术前需准备血小板;血红蛋白低于 80 g/L 的患者,术前需输入库血,使血红蛋白至少达到 100 g/L 或以上;若生化检查发现多项肝功能异常,应考虑化疗药对肝功能已造成损害,此类患者麻醉时,应尽量选择不经肝代谢的麻醉药,若使用应减少剂量。

　　至少开放两条或 3 条粗大周围静脉和中心静脉通路,以保证术中急性大量失血时快速加压输血和大量补液,维持有效循环血容量和血流动力学的稳定。3 条开放静脉分别用于输血、输液和静脉给药,因为输血通路不能往血中加入任何药物和液体,以防溶血和产生不良反应。准备加压输血器和血液加温装置,以便快速加压输血和血液加温。

　　骨癌麻醉前,除准备常规的麻醉器械、监护仪器,还应准备微量泵、以持续输注药物。对出血量巨大、高龄以及全身应激性低下有可能发生心搏骤停的患者,还应做好心肺复苏的准备。

　　2.麻醉前用药

　　成人术前用药与其他全麻患者无异,但应注意患骨转移癌的患者,机体对术前用药的耐受性降低,因而术前用药应适当减量或只给东莨菪碱。因癌性疼痛不能平卧但应激力低下的患者,除给予东莨菪碱外,可肌内注射赖氨比林 0.9～1.8 g,以减轻患者麻醉前的痛苦。

　　部分患者特别是儿童,术前常常会体温升高,这可能与骨癌坏死、液化、瘤细胞释放毒性物质有关,以及患者心理性伤害导致下丘脑温度调节功能紊乱所致。对此类患者,术前可不用阿托品,只给东莨菪碱或给予解热镇痛药赖氨比林,1 次肌内注射 10～25 mg/kg,成人 0.9～1.8 g 肌内注射或静脉注射,以缓解癌性发热和疼痛。

　　(二)麻醉选择

　　1.肢体手术的麻醉选择

　　上肢骨癌手术,如果瘤体较小,臂丛阻滞是比较理想的麻醉方式。如果肿瘤体积较大或者肿瘤位于肩部且可能与深层组织粘连,选择全麻为宜。对于实施肿瘤切除、瘤细胞灭活再移植术,以及需要行假体植入的手术,应选择全麻。

　　实施部位麻醉,会减少术野的血液丢失。Modig 和 Karlstrom 测定不同麻醉方法对血液丢失的影响,发现硬膜外麻醉组的血液丢失量较机械通气组少

38%。有学者将这种血液丢失量的减少归结于较低的动脉压、较低的中心静脉压和外周静脉压,因此,使用硬膜外麻醉可减少患者的出血量,硬膜外麻醉对机体的生理干扰小,麻醉费用低,所以对手术范围不大、手术时间较短、出血量少的下肢骨癌手术,硬膜外麻醉是较佳的选择。

对于创伤大、耗时长而且出血量大或者需植入假体的下肢骨癌手术,考虑到止血带与骨黏合剂的并发症以及截肢或假体植入对患者造成的心理创伤和对患者循环和呼吸的管理,全麻应是较合理的选择,从麻醉方式与假体植入后的稳定性和术后深静脉血栓的发生率以及失血量的关系看,选择部位阻滞(硬膜外麻醉或脊麻)有其优点,而且与全麻相比,硬膜外麻醉在减轻机体的分解代谢和抑制机体应激反应方面,均优于全麻。基于这方面的考虑,采用全麻结合控制性降压或全麻复合硬膜外阻滞较为合理。

2.脊柱与骨盆骨癌手术的麻醉选择

骨盆和肩胛骨部位的骨癌手术,手术范围大,组织损伤严重,出血量和输血量都很多,为了便于循环管理和减少出血量,选择全麻加控制性降压是比较理想的麻醉方法;肩胛部位的骨癌手术,如果肿瘤侵犯胸壁,甚至侵入胸腔,此时为减轻开胸对呼吸和循环的生理影响,应加强呼吸、循环的监测与管理。

脊柱部位的骨癌包括椎体与骶骨的手术均应选择全麻并实行控制性降压。胸椎手术有可能损伤胸膜,造成气胸,应及时发现并做好呼吸管理。骶骨癌是出血最多的手术,应采用全身麻醉,可行一侧髂内动脉阻滞和控制性降压,以减少术中出血。

(三)麻醉的实施

1.硬膜外麻醉

下肢骨癌手术采用硬膜外麻醉及其管理和一般手术基本是一致的。但在实施时应注意以下问题:其一,硬膜外穿刺间隙的选择应考虑是否使用止血带,如使用止血带,麻醉阻滞范围应包括到 $T_{10} \sim S_5$,否则如穿刺间隙过低、麻醉平面若低于 T_{10} 或不到 S_5,会使止血带疼痛的发生率增加,导致患者术中不配合而影响手术的完成。对上止血带的患者,一般选择 $L_{1\sim2}$ 或 $L_{2\sim3}$,间隙,向上置管。其二,在松止血带后,有发生低血压的可能,对心肺功能正常的患者,这种低血压多为一过性,只需在松止血带前补足液体即可避免,但对高龄、恶病质以及心功能异常的患者,松止血带有导致严重低血压甚至发生止血带休克的可能,对此类患者,术前应准备好抢救药品,同时准备麻醉机和气管插管盘,并保证其处于可用状态。

硬膜外麻醉常选用的局麻药为2％盐酸利多卡因或碳酸利多卡因,后者起效快、作用强,可以选用,但应注意剂量。局麻药首次用量应根据患者的年龄、体质以及所要达到的麻醉平面而定,一般成人15 mL左右。以后每次给药,给首次剂量的一半即可,或根据患者对药物的反应做适当调整,既维持一定的麻醉平面与效果,又使血流动力学稳定。

2.全身麻醉

(1)麻醉诱导:骨癌患者的麻醉诱导与一般类型手术的麻醉诱导方法没有多少差异。但对于原发或转移的脊柱肿瘤和由于肢体的病理性骨折卧床较久,和由于肿瘤本身引起的剧烈疼痛使患者的交感神经系统处于亢进状态同时存在液体摄入不足的患者,前者由于卧床使患者全身血管的交感神经张力下降,后者则存在血管内容量的相对不足,这些患者在麻醉诱导时一定需选用对循环影响较轻的静脉麻醉药,如咪达唑仑(0.15～0.35 mg/kg)、依托咪酯(0.15～0.3 mg/kg)等,应坚持小量、分次、缓慢给药的原则,麻醉诱导时还要密切观察患者对药物的反应,否则会导致意外发生。阿片类镇痛药可能需要量较大,因为这类患者术前已使用过大量镇痛药,可能对此类药物已产生了耐受性,但考虑到术后的拔管问题,诱导时芬太尼用量为2～5 μg/kg;肌松药最好选用非去极化类肌松药维库溴铵或派库溴铵(阿端)。

部分患者可由于癌性剧痛不能平卧,会给麻醉诱导带来一些麻烦,对此类患者,可先给镇静药,待其入睡后,可将患者放平,再给肌松药和镇痛药。

(2)麻醉维持:骨癌手术采用静吸复合麻醉是最佳选择,这种方法的益处在于减少单纯使用某一种麻醉药的剂量,同时减轻对心血管功能的抑制。因为大部分骨癌手术患者的应激力均较低,而且术中出血量也较大,单纯使用吸入麻醉维持或单纯静脉麻醉药维持,都会在产生有效的麻醉作用时对患者的循环功能造成明显抑制,不利于对患者循环功能的维护以及大量失血后低血压的防治。但对体质状况较好的患者,也可使用单纯吸入麻醉维持。吸入麻醉药对循环功能抑制的轻重依次为地氟醚、七氟醚、异氟醚、安氟醚,静脉麻醉药依次为依托咪酯、咪达唑仑、异丙酚等。为不影响术毕清醒与拔管,麻醉性镇痛药的用量应减少。如果患者术后要回ICU,则麻醉性镇痛药的用量可增加,以保持麻醉的平稳。具体做法是经微量泵输注或间断多次推注静脉麻醉药,同时给予吸入麻醉药,并根据手术刺激的强度以及术中的出血情况调整麻醉药的用量。

考虑到巨大的手术创伤及大量输血引起的输血性免疫抑制,在切皮前给予抗生素可预防患者术中、术后感染。是否给予地塞米松(氟美松),需根据手术创伤的大小及术中的输血量来决定,术中出血量大的骨癌手术,可预先给予地塞米松 10～20 mg,以预防输血引起的变态反应及由此导致的输血后低血压。

麻醉医师与骨科医师术中的密切配合是保证患者生命安全的重要措施,特别是出血量迅猛的骨癌手术,外科医师在切除或刮除肿瘤以前,必须告知麻醉医师,以便提前做好取血、输血的准备,同时加强对循环指标的监测。在刮除肿瘤过程中,如果循环指标变化剧烈,麻醉医师应及时告知外科医师,或暂停手术操作并压迫止血,或阻滞血管,待循环稳定后再继续手术。

(四)术中患者的管理

1.减少术中出血

(1)控制性降压:目前控制性降压是在全身麻醉状态下,并用血管扩张药达到控制性降低血压的方法。控制性降压确实可以减少手术失血量,有人认为减少约50%,而且比术中血液稀释更为有效。硝酸酯类药物如硝普钠和硝酸甘油是目前最常用的降压药物,最近研究证明,这类药物在体内通过与半胱氨酸发生非酶促反应而生成的一氧化氮(NO)来发挥其扩张血管的作用。钙通道阻滞剂,特别是第二代二羟吡啶类钙通道阻滞剂如尼卡地平,对外周阻力血管具有高度亲和力(与维拉帕米相比,其对外周阻力血管与心肌作用的效能比为11.1,而维拉帕米仅为0.1),而且对心脏无变时性与变力性作用,停药后无血压反跳。因而近几年被用于急重症高血压的控制与控制性降压。钙通道阻滞剂不但具有降压的特性,而且还具有脏器的保护作用,特别是对心肾的保护作用,用于有发生失血性休克可能以及术前有心肾功能障碍的患者,尤具有适应证。有学者将钙通道阻滞剂尼卡地平用于40余例的骨癌手术,发现其降压迅速,可控性强,停药后没有血压的反跳现象;在部分患者,尽管遭受急性大量失血所致的严重低血压而引起全身脏器的低血流灌注,但术后这些患者均恢复良好,无脏器并发症。尼卡地平控制性降压的具体方法是,手术开始后,经中心静脉通路连续泵入,初始输注速率为 4～10 μg/(kg·min),当平均动脉压降至8.0 kPa(60 mmHg)时,将输注速率降至 1～2 μg/(kg·min),或停用尼卡地平,以利于输血后血压恢复和重要脏器的保护。

应当强调,控制性降压时平均动脉压不应低于7.33 kPa(55 mmHg),高血压患者的降压幅度(收缩压)不应超过降压前的30%。同时应根据心电图、心率、脉压、中心静脉压、动脉压、失血量、尿量等监测做全面评估,来调节降压幅度。在满足手术要求的前提下尽可能维持较高水平的血压,不可一味追求低血压,而使血压失去控制,并注意防止降压速度过快,以便使机体有一个调整适应过程。

降压过程中若发现心电图有心肌缺血性改变,应立即停止降压,并使血压提升,以保证患者安全。适当的麻醉深度和维持足够的血容量是保证控制性降压可控性及平稳的前提。

(2)血液稀释法:包括手术前血液稀释(等量血液稀释)与血液稀释性扩容。等量血液稀释是指,在麻醉诱导完成后,经动脉或静脉系统放血,同时按一定比例输入晶体液和(或)胶体液,其目的是降低血细胞比容而不是血管内容量。待术中大出血控制后再将所采血液输还给患者。对术前心肺功能正常的患者,放血量可按 $10 \sim 15$ mL/kg 或者以血细胞比容不低于 30% 为标准,采血量也可参照以下公式:

采血量＝BV×(Hi-He)/Hdv

式中,BV＝患者血容量,Hi＝患者原来的血细胞比容,He＝要求达到的血细胞比容,Hdv＝Hi 和 He 的平均值。放血的速度以 5 分钟内不超过 200 mL 为宜。在放血的同时,若输入晶体液,可按 3∶1 的比例输入。若输入胶体液,可按 1∶1 的比例输入;或输入晶体液和胶体液,其比例为 2∶1,其效果可能更好。晶体液以平衡液为最佳选择,其电解质成分近似于血浆,输注后既可补充血容量,又可补充功能性细胞外液。胶体液宜选择新一代明胶溶液琥珀明胶,商品名血定安和尿联明胶,也称海脉素,商品名血代,两者是较理想的胶体溶液,已广泛应用于临床。琥珀明胶输注后,血胶体渗透压峰值可达 4.6 kPa(34.5 mmHg),血管内消除半衰期为4 小时,主要经肾小球滤过排出,输入后 24 小时大部分从尿中排出。琥珀明胶无剂量限制,对交叉配血、凝血机制和肾功能均无不良影响。大剂量(24 小时输 $10 \sim 15$ L)输入也不影响手术止血功能。尿联明胶扩容性能与琥珀明胶相似,唯其含钙离子、钾离子较高,应用时需加以注意。

血液稀释性扩容是指:在麻醉诱导后,经静脉系统输入一定量的晶体液与胶体液(1∶1),使中心静脉压达到正常值的高限,提高全身血管内与细胞外液的容量,并可通过稀释血液,血细胞比容以不低于 0.3 为限,以减少失血时血液有形成分的丢失,从而增强机体在大量失血时抵御失血性休克的能力。在临床上使用这种方法,既减少了等量血液稀释法带来的许多麻烦,同时又简便易行。据北京医科大学人民医院麻醉科在有大量出血可能的骨癌手术患者使用此法,获得了有益的效果。

(3)充分止血:减少外科出血的有效方法是充分止血。但在出血量大且迅猛的骨癌手术,由于一部分患者的出血是来自撕裂的肌肉小血管的渗血,另一部分患者的出血则是来自肿瘤刮除时静脉丛的出血,因而给实施有效止血带来了很大困难。所以在实施出血量大的骨癌手术时,加快肿瘤切除或刮除的速度,以及有效的压迫止血是减少骨癌手术时出血的最有效措施。对骶骨癌以及骨盆肿瘤的手术,切除或刮除肿瘤前,经盆腔内暂时阻滞一侧的髂内动脉,也是降低术野出血的有效方法。

(4)维持血流动力学稳定,防治失血性休克:术中应根据外科手术创伤的大小、部位以及出血量的多少对输血、输液的类型作出合理的选择,以保持血流动力学的稳定。对失血量≤20%,血细胞比容>35%的患者,只需输入平衡液即可,对失血量≤20%,血细胞比容<35%的患者,可在输入平衡液的同时,输入胶体液;对失血量超过30%(1 500 mL~2 500 mL)的患者,在输入平衡液与胶体液的同时,需输入浓缩红细胞与全血,平衡液与失血量的比例可按3∶1给予,输血后的最终目标至少应保持血细胞比容在30%,血红蛋白在80 g/L以上,以保证全身组织有充分的氧供以及细胞功能的正常,为全身血流动力学的稳定提供保证。

另外,手术创伤导致大量功能性细胞外液进入新形成的急性分隔性水肿间隙,又称"第三间隙",功能性细胞外液转为非功能性细胞外液,这部分细胞外液被封存起来,形成新的水肿区,因此,围术期必须考虑"第三间隙"体液丢失的补充。补充"第三间隙"丢失的体液宜用近似血浆电解质成分的平衡液,以保证机体内环境的稳定。严重手术、创伤的"第三间隙"体液丢失的补液量为8 mL/(kg•h)或更多。

急性大量出血的骨癌手术,术中失血性休克在所难免,防治失血性休克是围术期的一项重要任务。治疗失血性休克的措施,一方面要快速加压输血、大量补液,另一方面要求骨科医师及时有效地止血。因为骨癌手术的台上止血只能是用纱垫或纱布压迫出血部位,常常给有效止血带来一定困难。如骶骨癌刮除术在几分钟之内出血量可达2 000 mL以上,使血压和中心静脉压急剧下降,即使快速输血、输液也不能在短时间内输入这么多的容量,此时即使肿瘤仍未完全刮除,常常需让外科医师行局部压迫,暂停手术操作,待平均动脉压回升至8.0 kPa以上时再行刮除。由于出血量大,除大量的血纱布和血纱垫以及手术部位手术单以外,地上以及手术者的身上均是患者的血液,给对失血量的准确估计带来困难,往往估计的失血量均低于实际的出血量,因而在大量输血的过程中,应多次检测设备动脉血气、血红蛋白、血细胞比容,以指导输血补液,使血红蛋白不低于80 g/L和血细胞比容不低于30%为宜。

为了保证输血的有效及快速,除了麻醉前建立粗大静脉通路(三路外周静脉)以外,在大量出血前,应用加压输血器(进口)是行之有效的方法,因为此装置可将200 mL的血液在不到1分钟的时间内输入患者体内。在输血的同时,也必须输入晶体液及胶体液,以迅速补充丢失的血容量和细胞外液,以保持内环境的稳定和恢复血容量,提高血压,满足全身脏器的灌注。

当骨癌手术急性大量失血时,在快速大量输血和补液治疗过程中,要注意心脏功能评估,才能维持血流动力学的稳定。此时大部分患者中心静脉压已恢复正常,而血压仍然较低,在此情况下,需考虑到心肌功能障碍的问题,其原因如下。

酸碱平衡失调:ACD血库存10~14天,pH可下降至6.77,主要由于葡萄糖分解和红细胞代谢产生乳酸和丙酮酸所致,当大量快速输库血给严重低血压患者时,必将加重代谢性酸中毒。pH的降低直接影响心肌有效收缩,所以当大量输血或存在长时间低血压、枸橼酸和乳酸代谢降低时,可用碱性药物来纠正酸中毒,并依血气分析调整剂量,以改善心肌功能。

高血钾症:骨癌手术急性大量失血定会导致失血性休克,休克可引起肾上腺皮质功能亢进,肝糖原分解增加,使钾离子从肝内释出,可使血钾增高。而库血保存7天后,血钾为12 mmol/L,21天可达35 mmol/L,因此大量输入库血后,会引起高血钾的危险。高血钾可加重低血钙对心肌的抑制,引起心律失常,甚至心跳停搏。此时要密切监测血气、血电解质及心电图的变化。应适当补充钙剂,以恢复血钾钙的正常比例。或给予胰岛素.葡萄糖溶液治疗。近来研究观察到大量输血后有12%的患者出现低血钾,这是因为机体对钾代谢能力很强,库血输入后血钾可迅速返回红细胞内,如患者有代谢性或呼吸性碱中毒,更可促进血清钾的下降,而出现低血钾。

枸橼酸中毒:枸橼酸中毒并不是枸橼酸本身引起的中毒,而是枸橼酸与血清游离钙结合,使血钙浓度下降,出现低血钙症体征:心肌乏力、低血压、脉压变窄、左心室舒张末压及中心静脉压升高,甚而心脏停搏。心电图出现Q-T间期延长。正常机体对枸橼酸的代谢能力很强,枸橼酸入血后迅速被肝脏和肌肉代谢,少量分布至细胞外液,还有20%从尿排出,不会出现枸橼酸在体内的蓄积,同时机体还能有效地动员体内储存的钙以补充血钙的不足。大量输ACD血通常并不引起低钙血症的发生。但当大量输血后出现心肌抑制、低血压或心电图有低血钙表现时才给予补钙;骨癌急性大量失血需以100 mL/min的速度快速输血时,应同时补钙剂为妥,以维护心功能的稳定。

低体温:大量输入冷藏库血可引起体温的下降。体温低于30%时,容易造成心功能紊乱，可出现血压下降或心室颤动、心动过缓甚至心跳停止。低温还使氧解离曲线左移，促进低血钙症和酸中毒，并对钾离子敏感性增加，易引起心律失常。因此大量输血时应通过输血管道加温的方法使输入血加温，避免上述并发症的发生。

2.术中维护凝血功能和 DIC 的防治

（1）术中凝血功能异常的预测与预防：骨癌患者，术前应把血凝分析作为常规检查项目，包括凝血酶原时间（PT）及其活动度（AT）、活化部分凝血活酶时间、纤维蛋白原（FIB）、纤维蛋白降解产物（FDP）、D-二聚体及血小板计数（BPC）等。通过这些检查来筛选术前已有凝血功能异常的患者或诊断术中 DIC 的发生。对术前已有凝血功能障碍或术中可能发生 DIC 的高危患者，术前应充分准备血小板、新鲜冷冻血浆及凝血酶原复合物和纤维蛋白原及凝血因子等。术中应维持适当的麻醉深度，以避免增加纤溶活性，同时应避免缺氧、酸中毒使微循环淤血而增加创面渗血。术中大量输入库血时，应输一定比例的新鲜血，输入库血要加温，为防止枸橼酸中毒致低血钙症，应补钙剂，或输注大量的晶体液或胶体液会导致血液过度稀释而引起的稀释性凝血病，此时，要补充浓缩红细胞和凝血因子，以维持血液的携氧能力和凝血功能，减少创面的广泛渗血和减轻组织缺氧。此外，应用具有降压作用同时对血小板聚集和血栓形成具有抑制作用的钙通道阻滞剂尼卡地平，以保护血液的凝血功能。及时纠正低血压和防治失血性休克。

（2）术中凝血功能异常或 DIC 的诊断与治疗：由于骨癌手术的出血量大，又大量输血、输液，导致严重的凝血因子和血小板的稀释，造成渗血增加，给凝血异常和 DIC 的临床诊断带来一定的困难。然而术中手术部位渗血不止，血不凝，注射部位或穿刺部位的持续渗血，首先应考虑 DIC 的可能；随之行血凝分析检查，若血小板计数低于 $100 \times 10^9/L$ 或进行性下降，PT（正常13秒左右）延长 3 秒以上，FIB 低于 1.5 g/L 或进行性下降，以及 FDP 高于 20 $\mu g/mL$（正常值为 1～6 $\mu g/mL$）即可诊断为 DIC。此时应及时去除病因，纠正诱发因素，积极治疗 DIC。输新鲜血，输注血小板、新鲜血浆、凝血酶原复合物或纤维蛋白原。大型手术中所发生的 DIC 应慎用肝素。

3.保护重要脏器，预防多系统器官衰竭

急性大量失血的骨癌手术，常常引起严重低血压，导致全身脏器低灌注。因此，低血压期间，全身重要脏器的保护是麻醉医师的又一项重要任务。

在急性大量失血过程中，迅速而有效的输血补液，及早纠正血容量的丢失和体液的补充,是防治持续性低血压和改善组织低灌注与缺氧状态的根本措施。①利用新型钙通道阻滞剂——尼卡地平控制性降压,在控制性降压的同时,该药还具有脏器的保护性药理作用,能增强脏器抵抗缺血能力,避免低血压期间的脏器损害。实践表明,这一措施可明显减轻低血压后的全身脏器损害以及并发症的发生。②骨癌手术中通过等容血液稀释和血液稀释性预扩容以及失血后血液代偿性稀释,使血液黏滞性明显下降,红细胞在血液中保持混悬,不易发生聚集,使血液更容易通过微循环;血液稀释后血液黏度降低,使外周血管阻力下降,在同样灌注压力下,血流速度增加,有利于组织营养血流增加和代谢产物的排出,血流分布趋于均衡,便于组织对氧的摄取和利用。同时失血后血液稀释可以明显改善由于大量输入 2,3-DPG 含量低的库血,使氧解离曲线左移,血红蛋白和氧的亲和力增加而引起的严重组织缺氧现象。因此血液稀释后外周血管阻力降低,微循环血流增加,心排血量增加,组织氧摄取和利用增加,必然使组织器官的血流灌注得以改善。③ACD 保存 5 天后即开始有血小板聚集物,保存 10 天后才形成纤维蛋白原-白细胞-血小板聚集物。这种聚集物可通过普通滤网于大量输血时进入患者血循环到达重要器官如脑、肺、肾等,影响其功能。最易受累的器官是肺,引起肺毛细血管阻塞和肺栓塞,进而导致肺功能不全或 ARDS。为避免或减少聚集物引起的重要器官功能障碍,于大量输血时使用微孔滤网,以阻止聚集物的滤过。

骨癌手术的严重创伤、大量失血、导致失血性休克,持续低血压,又大量输血,使肾血流灌注明显减少,并有肾小动脉的收缩,因而使肾小球滤过率减少,患者出现少尿。此时绝不要一开始即作为肾衰竭而限制补液来处理,通过中心静脉压和动脉血压监测,来判断血容量不足,应及时纠正低血容量、低血压以防止肾由功能性损害而转变为器质性病变。使平均动脉压在 6.7 kPa(50 mmHg)以上时,肾实质血流可满足肾代谢需要,同时保持充分供氧和肾血管充分扩张,一般不致引起肾小球和肾小管上皮细胞永久性损害。只有当血容量确已补足而尿量仍不增加时才有使用利尿药的指征。因此必须警惕急性肾衰竭的发生。保护肾功能,预防肾缺血至关重要。积极预防脑损害,在骨癌手术急性大量失血时,如低血容量、低血压得不到及时纠正,持续时间过久,将会损害脑血管的自身调节功能,而出现脑缺血缺氧,为此,应选用降低脑代谢率的麻醉药,同时充分提供高浓度氧,以增加脑组织氧的摄取;亦可头部冰袋降温行脑保护。

(五)麻醉监测

1.呼吸监测

除常规的呼吸监测项目如气道压、潮气量、分钟通气量、呼吸次数、吸入氧浓度以外,呼气末二氧化碳分压监测和麻醉气体监测对早期发现呼吸异常、合理追加肌松药以及较为准确地判断麻醉深度将起到重要作用。

2.血流动力学监测

对于手术损伤小、出血量不多的骨癌手术,监测心电图、心率、无创血压及血氧饱和度即可满足要求。对创伤范围广、出血量大、手术时间长、容量不易调控的骨癌手术,还需行有创的桡动脉测压、中心静脉压监测,以利于准确、及时反映血流动力学的变化。对术前患有心血管疾病特别是冠心病患者以及创伤巨大的骨癌手术,也可考虑经右颈内静脉插入 Swan-Ganz 漂浮导管,监测肺毛细血管楔压、心排血量及指数、每搏输出量及指数、外周血管阻力及指数,以及混合静脉血氧饱和度等监测,以便合理地对患者的血流动力学状态作出准确判断和给予正确的处理。

有创监测下,应将压力传感器正确放置在零点水平。平卧位患者,零点水平应在左侧腋中线与第四肋间的交叉点;侧卧位患者的零点水平则在胸骨右缘第四肋间。准确的零点放置与校准对保证数值的准确可靠十分重要。

3.凝血功能监测

凝血功能监测的主要项目是血凝分析,其中包括血小板计数、PT、活化部分凝血活酶时间、FIB、FDP 等,通过血凝分析可以准确判断凝血功能异常和诊断DIC,并对治疗起指导作用。

4.血气与血乳酸监测

血气与血乳酸监测对于易发生失血性休克的骨癌患者特别重要。因为血乳酸含量和血气结果不但可反映全身组织是否发生缺血性的无氧代谢、是否存在全身氧债,而且可以结合 CI、混合静脉血氧饱和度判断造成全身氧债的原因,依此拟订出合理治疗方案,并对治疗效果作出判断,以指导麻醉医师围术期对患者的处理。动脉血乳酸正常值为 0.3～1.5 mmol/L,静脉血可稍高,为 1.8 mmol/L。

5.肾功能监测

尿量是反映肾血流灌注的重要指标,亦可反映生命器官的血流灌注的情况。围术期宜保持尿量不少于每小时 1.0 mL/kg。如果尿量少于每小时 0.5 mL/kg,提示有显著的低血容量或(和)低血压,而且组织器官灌流不足,或有显著体液负平衡存在。对于血压恢复正常、血容量已补足的患者,若尿量仍少,应考虑以下几方面原因:其一,由于术前患者的过度紧张,导致抗利尿激素分泌过多,导致肾小管对原尿的重吸收增多引起少尿。对此类患者,只需给予小量呋塞米 5 mg(静脉推注),即可在 10～15 分钟后尿量有明显增加。其二,机械因素,骨科手术大多在不同的体位下进行,易造成尿管的压迫、打折,甚至尿管插入位置异常。所以在给予呋塞米以前,应首先检查尿管是否通畅,否则会因给予大量呋塞米后导致大量尿液潴留在膀胱内,引起逼尿肌麻痹。其三,尿量仍少,比重降低,则有可能已发生急性肾衰竭。

输液利尿试验:对少尿或无尿患者,静脉注射甘露醇 12.5～25 g,3～5 分钟内注完,如尿量增加到 400 mL/h 以上,表示肾功能良好,属于肾前性少尿;如无反应,可再静脉注射 25 g 甘露醇加呋塞米 80 mg,如仍无反应,可考虑已有肾性肾衰竭。

6.电解质监测

血钾和血钙是术中常用的电解质指标,特别是对于大量输血的骨癌手术,更是必不可少。虽然从理论上看,输入大量库存血易致高血钾,但临床观察发现,低血钾在大量输血后亦较为多见,因此在大量输血后,不可过于强调高血钾而忽视低血钾的存在,导致处理失误。输血后低血钙比较少见,但在短时间内大量快速输血,仍应注意到有发生低血钙的可能。应根据电解质的检测结果给予及时纠正与合理治疗。

第四节　复杂性创伤患者的麻醉

一、复杂性创伤的临床特点

复杂性创伤一般指对机体功能状态影响较大,引起严重的病理生理改变,且危及生命的创伤。多因休克、大出血、脑干损伤、脑疝、呼吸衰竭等而致生命垂危,即使抢救及时和成功,后期也可能发生其他并发症,如 ARDS、多器官功能衰竭、全身感染等而危及生命。其创伤范围往往涉及两个或两个以上的解剖部位或脏器,其抢救和治疗需要多学科协作。

二、麻醉前估计

虽然急诊科医师会对患者进行全面的检查,麻醉科医师仍需依据麻醉学的原则对患者的伤情程度迅速作出判断,这样才能采取正确的急救措施和麻醉处理方法。

(一)一般情况

通过检查患者的神志、面色、呼吸、血压。脉搏、体位、伤肢的姿态、大小便失禁、血迹、呕吐物等,初步了解患者的全身情况及危及生命的创伤部位。昏迷、半昏迷多由脑外伤引起;烦躁不安、面色苍白、血压下降、脉搏增快多为休克的表现;昏迷患者伴有呕吐应考虑有误吸的可能;大小便失禁患者可能有脊髓的损伤。

(二)呼吸

1.呼吸道

检查呼吸道是否通畅,如果不通畅应当立即找出原因并予以紧急处理。

2.氧合功能

根据患者的呼吸方式包括频率、节律、辅助呼吸肌的运动等,判断是否存在呼吸困难及缺氧,应及时监测血氧饱和度,并尽早行动脉血气分析,以便早期作出判断和及时处理。

3.呼吸系统创伤

口腔、颈部创伤应尽早行气管内插管或行紧急气管切开术,否则待病情加重(例如水肿、血肿形成),将会使气管内插管或气管切开极为困难。气胸和多发肋骨骨折(连枷胸)引起的矛盾呼吸、反常呼吸及纵隔摆动,严重影响患者的呼吸功能和循环功能,应先行胸腔闭式引流或胸壁固定,必要时应进行机械通气支持治疗。

(三)循环

复杂性创伤患者必然存在较大量的失血。临床判断失血量的方法很多,如创伤部位,可见的失血量等。但是对复杂性创伤患者比较可行的方法是根据患者的一般情况进行判断。

三、呼吸道管理的特殊问题

(一)颈髓的保护

对于颈部损伤及颈椎骨折者要采用适当的方法保护脊髓。气管插管过程中应避免颈部过度活动,头部过度后伸属于绝对禁忌。插管时应进行颈部的牵引和制动。气管插管困难者可借助于纤维支气管镜辅助插管。

(二)反流和误吸

所有创伤患者皆应视为"饱胃"患者。饱胃的患者在进行全身麻醉诱导和气管插管过程中会出现胃内容物的反流,有引起误吸的危险,是引起所有急诊手术患者术中或术后死亡的一个重要原因,应当予以高度重视。复杂性创伤患者麻醉诱导和气管内插管中预防反流与误吸的唯一可行的有效方法为环状软骨压迫法。

(三)牙齿的损伤和脱落

麻醉医师应当在麻醉前对患者的牙齿进行详细的检查,如果发现可能引起牙齿脱落的因素应当在病例中记录并向患者家属交代清楚。预防插管过程中牙齿脱落主要应强调采用正确的操作方法,插管时要用肘部、腕部的力量上提喉镜,显露声门,绝不能以牙齿为喉镜的支点。如果插管困难或牙齿松动者,可用纱布或专用牙托保护牙齿。如果发现牙齿丢失,应行胸部 X 线检查,以除外牙齿被吸入肺内,预防由此引起的肺不张及肺部感染。

(四)支气管损伤和出血

支气管损伤、出血或气管断裂可给人工机械通气带来困难,血液流入对侧肺可影响健肺的通气和氧合功能。因此,在手术麻醉时为保护非损伤肺及进行正压通气,必须将双肺分隔开。行双腔支气管插管可以很快地解决此问题。但双腔支气管插管的操作技术较为复杂,导管的插入及插入后的位置判断也需要一定的经验。因此应由有经验者完成,有时可能需要借助纤维支气管镜来完成。

四、血容量补充

(一)静脉通路的建立

由于复杂伤患者常伴有大出血,因此,建立多条静脉通路是必要的,应同时开放外周及中心静脉。

(二)抗休克治疗

根据患者的失血情况,应尽快予以补充有效循环血容量,可补充平衡液及胶体液,有血时应尽早输血。衡量输液的效果一般都以血流动力学参数是否稳定为标准,但影响因素较多,平时常用的指标可能变得很不敏感。由于创伤性休克的基本病理生理改变是组织灌注不足和缺氧,即氧供和氧需要的失平衡。因此,休克患者的预后主要取决于:因血流灌注降低引起组织缺氧的程度;患者对氧耗(VO_2)增加引起 CI 和氧供(DO_2)增加的代偿能力。

五、复杂性创伤患者的监测

呼吸方面应监测血氧饱和度、呼气末二氧化碳分压、动脉血气分析及呼吸功能的监测,如呼吸频率(RR)、潮气量(VT)、顺应性(C)、呼吸道压力(P)、每分通气量(MV)等对于判断呼吸功能状态都具有重要意义。血流动力学方面应监测血压、动脉血压、中心静脉压、肺毛细血管楔压、心电图及尿量等,根据这些指标综合判断患者的血流动力学情况。

六、麻醉处理

(一)麻醉前用药

复杂性创伤患者的麻醉前用药应当根据患者的具体情况而定,其原则如下。

1.一般情况较好者

一般情况较好者指神志清醒,呼吸、循环功能稳定的病例,可以在患者进入手术室后经静脉给予镇痛、镇静及抗胆碱药。

2.一般情况较差的患者

此类病例一般只给镇痛药,剂量应减小,给药过程中应小心观察患者的反应。

3.意识不清、怀疑有脑外伤的患者

禁忌给予镇静药和麻醉性镇痛药,以免抑制呼吸,而引起颅内压升高。

4.不应单独使用镇静药

为防止不良反应,麻醉前不宜单独使用;否则由于疼痛会引发烦躁与不安,这种现象一般称为镇静药的"抗镇痛效应"。

5.抗胆碱药

一般在麻醉前经静脉给予。

(二)麻醉诱导

严重创伤患者的麻醉诱导是麻醉过程中最危险、最困难,也是最重要的步骤。应根据患者的不同状态选择不同药物和采用不同的诱导方法。麻醉诱导期常用的药物有:镇静药如依托咪酯、异丙酚等,肌松药如维库溴铵、琥珀胆碱等,麻醉性镇痛药如芬太尼、吗啡、哌替啶等。麻醉方法及药物的选用应对血流动力学影响最小为原则。根据患者病情的轻重程度,可选用下列诱导给药方案。

1.心跳停止

直接插管,不需任何药物。

2.深度昏迷

深度昏迷指对刺激无反应者,对此种病例应直接插管,不需任何药物。

3.休克

收缩压低于 10.7 kPa(80 mmHg)时,可用氯胺酮 0.5～1.0 mg/kg＋琥珀胆碱 1～2 mg/kg 静脉注射或维库溴铵 0.1 mg/kg 诱导插管。

4.低血压

对收缩压 10.7～13.3 kPa(80～100 mmHg)之患者可选用芬太尼＋咪达唑仑＋肌松药诱导插管。

5.血压正常或升高

可用芬太尼＋咪达唑仑或异丙酚＋肌松药诱导插管。

(三)麻醉维持

临床麻醉的基本任务是既要保证患者镇痛、催眠、遗忘及肌松,又要保持血流动力学稳定。其原则仍然要根据患者的情况选择麻醉维持的方法和用药。

一般情况较好的患者麻醉的维持无特殊。一般情况较差的患者可采用芬太尼、氧化亚氮辅以肌松药的浅全麻维持,情况好转后可辅以低浓度的吸入麻醉剂。有些创伤严重患者的心血管系统对麻醉药的耐受能力很低,这部分患者可能在极浅或甚至在无麻醉条件下即可完成手术。因此,严重创伤患者诱导及手术早期"术中知晓"的发生率较高。"术中知晓"对患者心理是一个恶性刺激,可造成严重的心理障碍。但是如果将麻醉药剂量增加到足以使所有患者不发生"术中知晓",则必然导致麻醉过深,其代价是患者的生命安全。在这种情况下,麻醉应当以保持循环稳定,保证生命安全为原则,待患者病情稳定后逐渐加深麻醉。

(四)术后早期恢复

术后常见的问题为呕吐与误吸、恢复延迟、恢复期谵妄、体温过低。

创伤前饱食的患者由于胃排空延迟,手术后可能仍然处于饱胃状态,麻醉恢复过程中发生呕吐的可能性极大。所以,术后拔管应当严格遵守拔管指征,即患者应当意识完全清醒,呛咳反射及吞咽反射恢复,心血管功能稳定,通气及氧合功能正常,无水、电解质及酸碱平衡失调,无麻醉剂及肌松药残余作用。严重创伤的患者多数无法手术后即刻拔除气管内导管,需要保留气管导管一段时间。影响术后拔管的因素包括麻醉后的苏醒延迟、肺功能损害、心血管功能损害、过度肥胖、严重的胸腹部创伤及脑外伤造成意识不清等。保留气管导管的患者术后需要呼吸支持治疗,在 ICU 进行机械通气是比较好的选择。

参考文献

[1] 时鹏飞.新编麻醉临床指南[M].昆明:云南科技出版社,2020.

[2] 鲁显福.围麻醉期操作决策与管理规范[M].北京:电子工业出版社,2021.

[3] 徐强.现代麻醉临床与应用[M].长春:吉林科学技术出版社,2019.

[4] 冯斌.麻醉学新进展[M].天津:天津科学技术出版社,2020.

[5] 徐知菲.临床急重症与麻醉学[M].西安:陕西科学技术出版社,2021.

[6] 黎嘉雅,易星,屈岩松,等.现代疼痛治疗学与临床麻醉技术[M].开封:河南
    大学出版社,2019.

[7] 王庆东.麻醉科临床精要[M].长春:吉林科学技术出版社,2020.

[8] 唐松江,李仕梅,李曦.麻醉学新进展[M].北京:中医古籍出版社,2020.

[9] 张学春.麻醉技术与临床实践[M].北京:中国纺织出版社,2020.

[10] 姜波.实用临床麻醉学进展[M].长春:吉林科学技术出版社,2019.

[11] 李玉梅.实用麻醉学[M].北京:科学出版社,2020.

[12] 吴桂生.临床麻醉技术与应用[M].长春:吉林科学技术出版社,2019.

[13] 田崴.实用外科与麻醉[M].长春:吉林科学技术出版社,2020.

[14] 董学义.当代麻醉学[M].长春:吉林科学技术出版社,2020.

[15] 翟欣荣.实用麻醉基础与临床[M].长春:吉林科学技术出版社,2019.

[16] 叶建荣.临床麻醉技术与应用[M].北京:科学技术文献出版社,2020.

[17] 种朋贵.现代临床麻醉学[M].昆明:云南科技出版社,2020.

[18] 李圣平.实用麻醉技术及应用[M].天津:天津科学技术出版社,2020.

[19] 方向明,王英伟.麻醉学[M].北京:中国医药科技出版社,2019.

[20] 胡凯.现代临床麻醉技术[M].北京:科学技术文献出版社,2020.

[21] 齐英花.外科手术麻醉及高危患者麻醉[M].北京:科学技术文献出版
    社,2019.

［22］王红雷.临床麻醉学[M].长春:吉林科学技术出版社,2019.

［23］赫赤,宗晓菲,王昭安.现代麻醉与临床实践[M].北京:中国纺织出版社,2021.

［24］曹海军.麻醉医学与眼科学[M].长春:吉林科学技术出版社,2019.

［25］林若萍.现代麻醉与临床应用[M].赤峰:内蒙古科学技术出版社,2020.

［26］王艳萍.临床麻醉与应用[M].长春:吉林科学技术出版社,2019.

［27］孙德峰.实用临床麻醉理论与实践[M].沈阳:辽宁科学技术出版社,2020.

［28］麦振江.实用麻醉技术及并发症处置[M].开封:河南大学出版社,2020.

［29］吴新海.临床麻醉学实践[M].北京:科学技术文献出版社,2019.

［30］孙君隽.新编麻醉技术与临床实践[M].开封:河南大学出版社,2021.

［31］郭佳妮.临床麻醉精要与并发症处理[M].长春:吉林科学技术出版社,2019.

［32］柳永健.现代临床麻醉技术与疼痛治疗学[M].长春:吉林科学技术出版社,2019.

［33］张飞娥.现代疼痛治疗与麻醉新进展[M].开封:河南大学出版社,2021.

［34］姚洪霞.麻醉技术与临床实践[M].长春:吉林科学技术出版社,2019.

［35］姜虹,夏明.小儿气道麻醉管理[M].北京:人民卫生出版社,2020.

［36］孙婷婷,南云朋.临床麻醉工作中麻醉护理管理探究分析[J].世界最新医学信息文摘,2021,21(74):237-238.

［37］黄艳艳,吴升浩.不同浓度罗哌卡因在临床麻醉及疼痛治疗中的应用价值[J].深圳中西医结合杂志,2021,31(18):140-142.

［38］游雅珊.72例老年患者临床麻醉效果及不良反应临床分析[J].北方药学,2021,18(7):116-117.

［39］薛芹.罗哌卡因在临床麻醉与疼痛治疗中的应用价值研究[J].甘肃科技,2021,37(18):156-157,190.

［40］万梅香.腰硬联合麻醉和全身麻醉用于老年患者股骨颈骨折手术麻醉中的效果[J].世界最新医学信息文摘,2021,21(60):233-234.